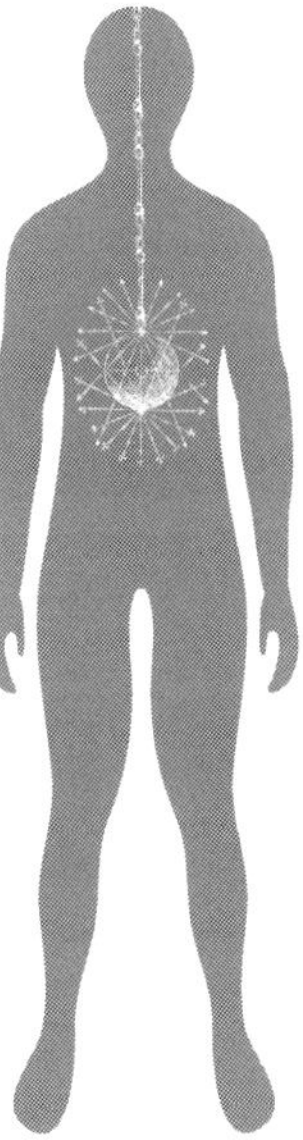

理屈を超えて機能する！
三軸修正法の極み

まるで魔法!?

一瞬で体が整う！

「三軸修正法」創案者
池上六朗

BAB JAPAN

◎はじめに

「先生は私の体のどこにも触れていませんよね？　何にもしていないのに、急に楽になりました。魔法みたいです！」

肩凝りや腰痛などの苦痛を訴えて来院し、三軸修正法の施術を受けたクライアントの多くの方がこのように言います。実際は、何もしていないわけではありません。体に直接触らずに、クライアントと施術者が存在する空間に新しい秩序を生じさせて、体の不調を一瞬のうちに解消させたのです。

この本には、世の中の常識では理解しにくいこと、怪しく見えることが満載です。「何だ！　この怪しい本は！」と、お怒りになる前に、あれこれ斟酌《しんしゃく》する大人の心を休ませてください。子供の頃の無邪気さと好奇心を思い出し、この本に記されているいくつかの方法を試してみてください。うまくいけば、体に対するあなたの常識はガラガラと音を立てて崩れるでしょう。

この本で紹介する方法は、私の単なる思いつきではありません。長野県松本市にある三軸修正法池上研究所と、東京の西新宿にあるアシュラム・ノヴァの会員が40年近くにわたって、気づき、実践し、効果を上げてきた「常識をこわす方法」の一部です。

私たちは、ある時代、ある地域、ある人間集団の中で社会生活をしています。そこで培われた常識は、社会生活を円滑に送るために必要です。しかし、その常識に束縛されれば、不自由な生き方になるのも事実です。

三軸修正法のコンセプトは、自身を常識から解放し、自由に生きるということです。ぜひ、体に関する常識から見直していきましょう。

「三軸修正法」創案者　池上六朗

Contents

第1章

改善の理屈を考えすぎないパワー！

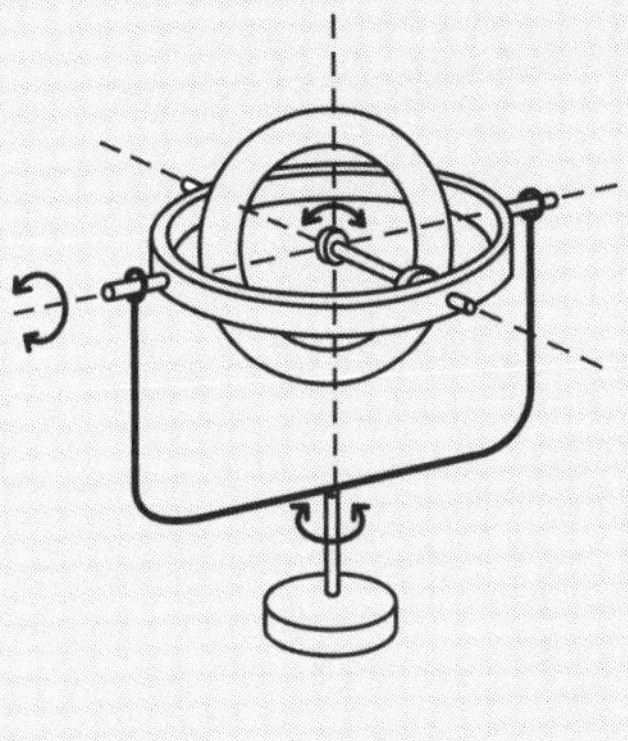

体調を整える不思議な魔法

本書発行の数か月前のことです。私は友人が運転している車の助手席でうたた寝をしていました。はっと気がつくと目の前が白い煙で満たされていて、ほんの一瞬これは映画の火事のシーンを夢に見ているんだと思いました。後部席に座っていた妻のうめき声が聞こえたので、振り向こうとしてもなぜか体が言うことを聞きません。

数十秒後に状況が分かるようになってみると、友人が運転して、私と妻が同乗していた車が、なぜか対向車線に進入してしまい、反対側からやってきた対向車と正面衝突してしまったのでした。

幸いなことにエアバッグとシートベルトに守られて、頭や手足は無事。ただ、私も妻も肋骨と胸骨が10本以上も折れてしまいました。動けないのはそのためでした。

山間の事故だったので、救急車が到着して最寄りの救急病院に運び込まれたのは、事故から3時間後でした。肋骨と胸骨は奇跡的に内臓を傷つけていませんでしたが、呼吸が苦しく、寝ているのも起きているのも楽ではありません。医師や看護師の皆さんがてきぱきと処置をしてくれて、すぐにできる処置は全てやってくれましたが、とにかくベッドの中でほとんど動けない状態を長期間余儀なくされました。

そんな中で、自分自身が自分のためにできることとは何でしょうか。ただ寝ている間にも様々な思いが頭の中を駆け巡ります。自分の体の心配、同じ病院に入院している妻と運転していた友人のこと、対向車を運転していた人の安否などなど、その状況でベストを尽くすとはどのようなことなのでしょうか。

私は、東京のアシュラム・ノヴァという三軸修正法の教室で私が教え続けてきたことを実践し始めました。ベッドの上で動けない状態でもできることがたくさんあることを、受講生と共に楽しみながら30年以上研究してきました。

その成果として生まれた方法は、事故の直後からすぐに私と妻の体を癒やし始めました。胸郭が機能しない状態でも、その方法を使うと数秒のうちに無理しなくても肺に空気が入ってきます。呼吸がうまくできない苦しみを、何分の一かに減らせます。

その結果、80歳近い私と妻のめざましい回復の様子に、医師も看護師も皆驚いてくれました。
結局、三週間で退院し、一週間の自宅静養の後、毎年7月と11月に行っている三軸修正法のセミナーを普段通りにこなして、受講者に大変喜んでもらえました。今でも肋骨と胸骨の一部が以前より何cmも陥没してしまっていますが、生活するうえで特に不都合はありませんし、特に気になる後遺症もありません。

魔法のようなこの健康法は、本当に驚くべき効果が得られます。この本の通りに楽しんで行えば、誰でもその効果を実感できるようになるでしょう。万が一、事故で体を動かせない状況になっても、その時、自

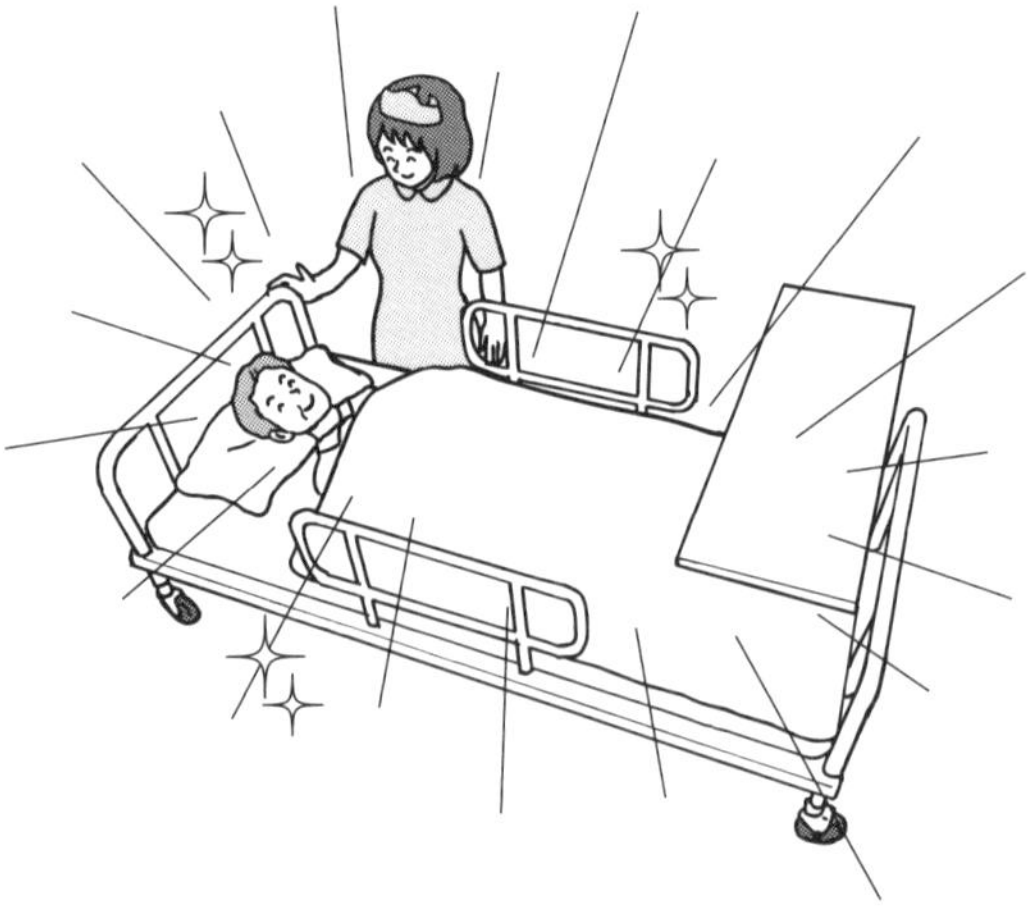

30年以上研究してきた三軸修正法を使い、驚異的回復を実現。我が身をもって、実証する好機となった。

分自身のためにできることがあります。しかも、その効果は数秒のうちに実感できるのです。まず、呼吸が楽になり、その変化につられるように考え方が明るくなります。

全て私が体験した通り、きっとあなたとあなたを見守るご家族のために役立つと思います。

理由を考えないことのパワー

本書で紹介する不思議な魔法を使えるようにするには、いくつかの作法があります。簡単に言えば、この魔法が生まれ育った健康教室「アシュラム・ノヴァ」の受講生と同じアチチュード(態度、心構え)を持つことです。決して難しいことではありません。

学習する態度と聞くと、厳しく聞こえると思いますが、この健康魔法を身につける時の態度とは、要するに子供の心を取り戻せば良いだけです。私が病院で使った魔法が実際に存在することを、頭で判断することなしに認めてください。そして小さな子供のように実践すれば、すぐにその効果は出始めます。

しかし、現代に生きている皆さんは、その「子供の心」とはどのようなものだったのか、忘れてしまっているかもしれません。そんな方にも、瞬時に体が楽になる魔法が身につく、手引き書としてお役に立てれば幸せです。

とかく私たちは、身の回りに起きることを頭で判断しがちです。だからといって、明日起きることすら予想できません。大人は、まだ起きてもいない未来を、手持ちの少ない情報から予想して不安を作り続けています。反対に、小さな子供はどうでしょう。彼らは「今」に生きています。過去の思い出など興味がありません。いつも「今」楽しそうなことを見つけては、本当と嘘の境目もなく全てを楽しんでいます。

健康のためのこの魔法は、常識的に考えるとあり得ないことばかり。受け入れるのには子供の柔軟性が必要です。

しかしクライアントの中には、この魔法によって、長く苦しんできた体の痛みから劇的に救われたという人も少なくありません。奇跡が起きるこの健康魔法は、あれこれ「考えない」ことで効果を上げます。皆さんには、初めて「考えない」ことに挑戦していただきます。

健康とはどのような状態でしょうか。それは「健康について何も気にすることがない状態」かと思います。健康な人は健康について考える必要がない人です。ですから、健康魔法は理由を考えずに実践します。

実際、私たちの体がなぜ代謝を繰り返しながらも同じ姿を保っているのか、分かっていません。私たちの体は、まさしく理屈の付けられない奇跡でできています。普段、何でも論理的に考えれば解決すると思い込んでいる大人の皆さんに、分からないものを分からないまま利用する知恵があることを思い出して欲しいと願っています。

健康に関して効果のある方法を、その原理が分からないまま受け入れることは、大人にとって抵抗があると思います。魔法と銘打った内容を丸ごと受け入れることに、恐れを感じる方もいると思います。ところが、健康に関してはメリットが非常に大きいことを、順を追ってお話ししていきたいと思います。

どんなに小さなことでも、起きた理由など分からない

私たちの周りに毎日起きている出来事を眺めてください。どこでどんな人とばったり会うのか、そこでどんな会話が始まるのか。そのようなことのほとんどは予想できませんし、前から約束しているスケジュールであっても、交通機関のトラブルで遅れる人がいることは日常的にあります。

そんな時、なぜそのことがこのタイミングで起きたのかは誰にも分かりません。実際の私たちの毎日は、そのように不思議からできていて、出来事が起きた理由を後から説明できても、その理由が本当なのか確かめる方法は、おそらくないと思います。

タイミングがほんの数秒違っただけで、たとえ近くに知人がいても気がつかない可能性もあります。そのような意味で、人生は私たちの体と同じ、奇跡の連続でできています。その中で、私たちがこうして毎日を生きている。これは非常に豊かな幸運が連続して起き続けているということだと思います。

この圧倒されそうな豊かさに、大人は気づいていません。しかし私の育った時代の子供たちは、戦争直後で家が貧しかろうが、世の中におもちゃなど一つもなかろうが

関係なく、自然の中にいくらでも楽しみを見つけて走り回っていました。目にするもの、耳で聞くもの全てをそのまま受け入れ、ものごとの理屈など何も考えずに、毎日豊かな奇跡に満ちたこの世界を楽しみ尽くしていました。

私は今でも、きっとこの世の基本的な生き方は、頭で考えず、ひたすら今目の前にあるもので楽しむことだと思います。


戦時中に子供時代を過ごした私と同級生たちは、ミミズを熱冷ましの薬として戦地に送るということで学校からの指示があり、ミミズをたくさん集めたこともあります。ミミズは「地竜」といって今でも漢方薬の材料ですが、民間医療としてミミズよりも科学的根拠がなさそうな方法もたくさん使われていました、しかし、皆それなりに効果があったと思います。

子供はよく、「なぜ？」「どうして？」と大人に聞きます。しかし、子供の「なぜ？」に大人が嘘や冗談で答えても、子供は純粋にそのままを受け入れてしまいます。そして面白がります。

例えば、「こんな夜更けに爪を切ってはいけないよ」と教えると、「どうして？」と聞き返します。そこで大人は、「夜に爪を切ると、親の死に目に会えないからだよ」と科学的には根拠のないことを言います。そんな時にも子供は、「ふーん」とか「はーい」と、そのままを丸ごと受け入れられるのです。そして夜に爪を切らなくなります。おそらく、夜に照明が不十分な環境では、深爪をしたりして危ないと伝えていたのでしょう。

あまり理屈で考えて疑わないことが幸せなのです。「そんなのおかしいや！」と反抗的なあまのじゃくは、結局自分の体験から似たようなことを学びます。私たちの社会においても、与えられた情報をそのまま全部受け入れてしまう人のほうが、生き方

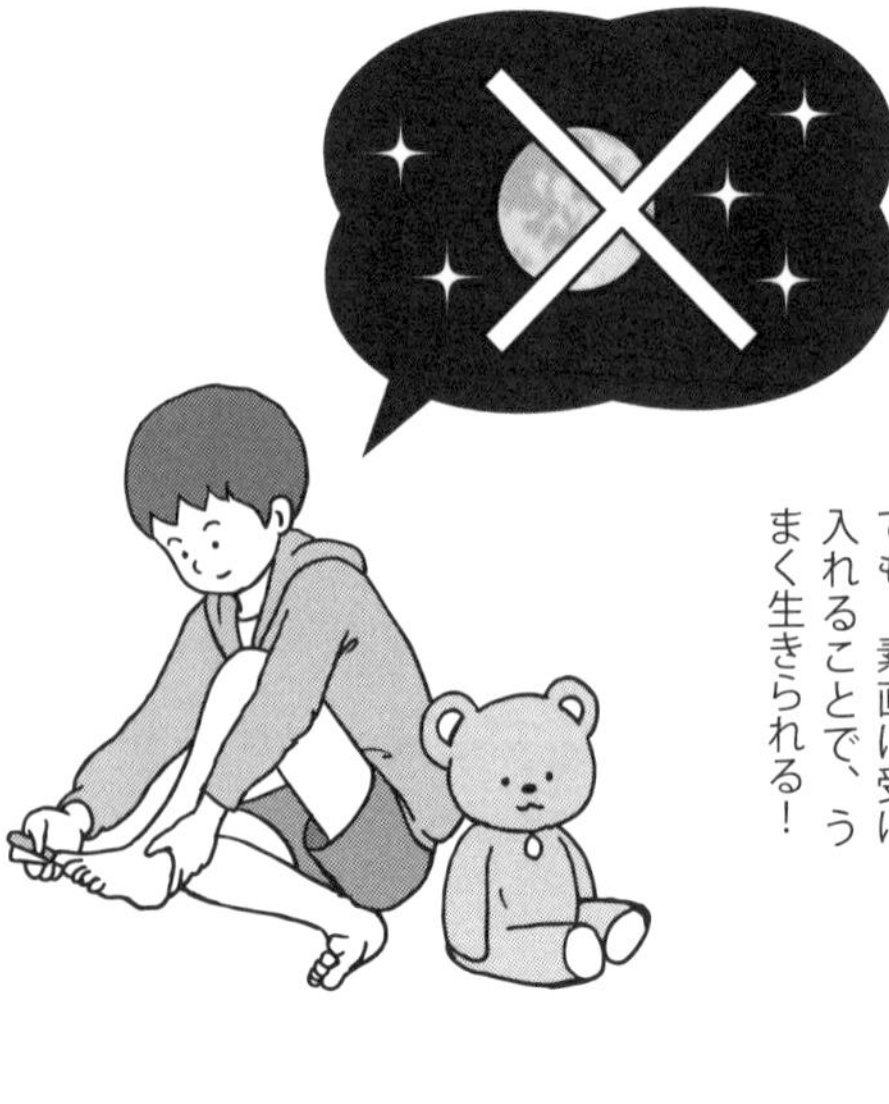

理屈が分からなくても、素直に受け入れることで、うまく生きられる！

がうまいのではないでしょうか。

本書の魔法は、ページを追うごとに魔法らしい怪しさが増していきます。後半には、嘘の理屈も使いようという例を挙げました。これからの魔法の数々は一般的には信じにくいですが、効果を上げた実績がある方法です。理屈は、受け入れにくいことに抵抗を感じてしまった時にこそ役立ちます。

本書の魔法は、そのまま受け入れてしまっても誰にも害や不都合が生じないことばかりです。この機会に、考えずに受け入れる練習をしてみましょう。大人にはなかなか難しいハードルかもしれませんが、頭で真偽を判断しないことから生まれるパワーが、いかに自由で大きいのか体験できると思います。

子供たちの持つ素晴らしい力

子供たちが「なぜ?」「どうして?」と聞いた時、その子はそれまでに得た少ない知識の中で納得しようとして、聞いているわけではないと思います。きっとどのような説明でも、そのまま受け入れる準備ができているのです。

ところが大人になるにつれ、質問の答えについて、自分が過去に得た知識の中で納得できる範囲かどうかの判断を下します。つまり、新しいものを受け入れられないのに質問をしているのかもしれません。それが大人の悲しいところです。

どんなにたくさん知識を詰め込んでも、この宇宙は広大です。現在の科学の知識を全部知っていても、全てのほんの数%しか理解できないそうです。毎日起きる現象を、過去に仕入れた少ない知識で説明することには無理があります。

ぜひ、子供がふんだんに持っている、受け入れる力を取り戻しましょう。本書の魔法には、きっとその価値があると信じています。

お見せする数々の「使える魔法」は、あなたの既存の知識の枠からはみ出していて、おそらく一つとして現象を説明できないと思います。しかし、実際に使えて効果がありますし、私の教室のメンバーを中心に実際に使って、役に立っている方法です。人に対して何の害もなく、時間もいらないこれらの魔法で、数十年の間に救われた人は相当な数いらっしゃるでしょう。

これらの不思議な魔法は、できれば笑いながら楽しんで試すのがお勧めです。毎週木曜日に教室に集まる人たちは、できるだけ判断する頭を脇に置いて、楽しむことに決めています。

古代から私たちの行動は、元々そのようにシンプルにできていたはずです。そのよ

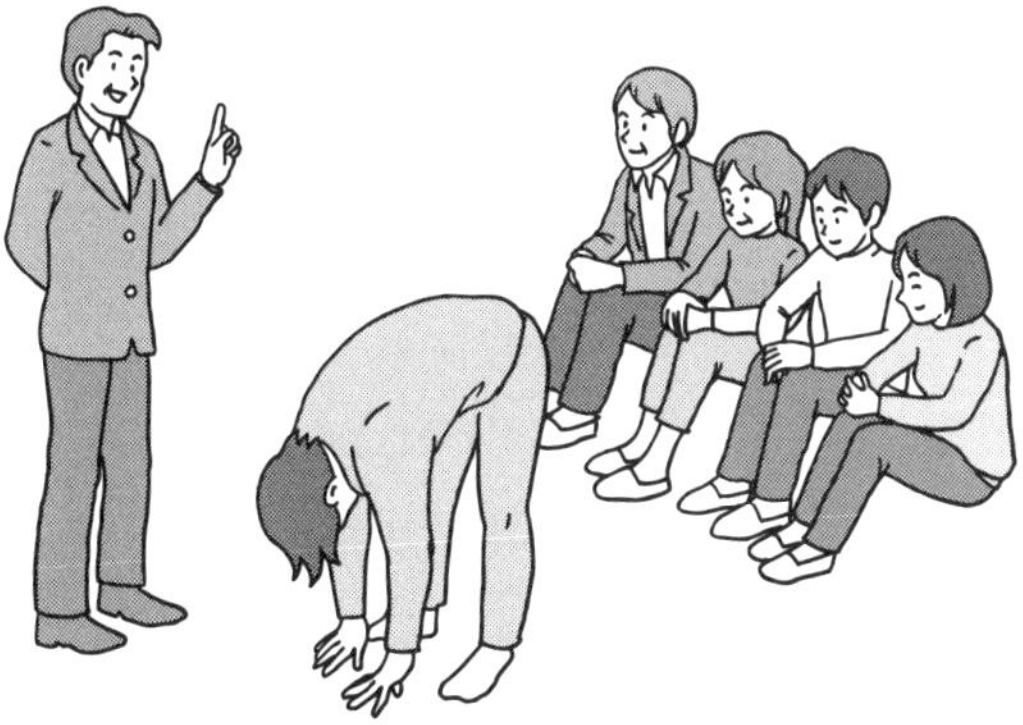

三軸修正法の教室では「頭で判断する」ことをやめ、皆で面白がって行っている。それが「使える」条件でもある。

うに、分からないことを丸ごと受け入れる能力が高い人のほうが、世の中を快適に生きられると思います。出来事一つ一つに理由をつけなくても生きられますし、そのほうが幸せかもしれません。

誰でも小さな子供だった頃があります。大人になるにつれ、知恵をたくさんつけますが、代わりに大切なことを忘れてしまうのかもしれません。困ったことに、その忘れてしまったことが、これから先の健康にとても大事なのです。ぜひこの機会に、子供たちを見習って新しいことを受け入れてみましょう。

私たちは、起こった出来事について、自分の信じていることの中から理由を探します。常識とは、あなたが信じていることそのものです。しかし、その常識が正しいのかどうかを考えたことは、あまりないかもしれません。ただ、親や親しい人が言っていただけかもしれません。

ところが、私は敗戦直後の日本で少年時代を過ごし、今現在に至るまで、大人の「常識」がデタラメに変化し続けた時代を生きてきました。だから、世の常識にあまり信頼を置いていないのだと思います。ものを考える時は、できるだけありのままを見たいと思っています。

これから紹介する「現象としての痛み」（本人が作り出した痛み）の考え方と魔法は、そのようなものの見方から生まれました。私の中の「常識」がどのように変化し続けてきたのか、お話ししたいと思います。

常識はどんどん変化するもの

私は昭和27年に、富山にあった商船高等専門学校に入学しました。卒業後、航海士として言葉の通じないたくさんの国々を巡ると、どこも日本の小さな山国に生まれた私の常識から大きく外れた世界ばかりでした。

日本の敗戦後、この前まで「鬼畜米英！」と声高に叫んでいた人たちが突然、アメリカ占領軍のジープの後を追いかけ「ギブミーチョコレート！」と叫びだしました。まさに価値観の崩壊と再構築の途中であり、日本の常識もデタラメで統一されていない時代でした。

私の住んでいた地方の町全体には医院があまりなく、人々は自分たちの伝承によって、怪我をした人や具合が悪い人に様々な施術を行っていました。「ちちんぷいぷい、痛いの、痛いの、飛んでけ！」と大人が子供によく言っていましたが、そんなことで実際に痛みが和らぎ、とても大きな安心感が得られたことを思い出します。

実際にそのようなやり方で何でも治っていたし、代わりになる医療もありませんでした。

戦争のために疎開した農家では、同じ屋根の下に栗毛の馬が一緒に住んでいました。その当時、馬は大事な一家の財産でした。ある日のこと、私の兄がその家の仕事を手伝っていて、馬草（馬のエサ）切りで指に大怪我を負ったことがあります。その怪我は、見た瞬間に私の全身に鳥肌が立ったほどの大怪我でした。

ところが、周りの大人が怪我に施した処置とは、「たもとくそ」と呼ぶ、着物の袖のホコリの塊で傷口を覆い、布で巻いただけでした。薬も何も使いません。そのホコリの塊が、ある日、自然にポロリと落ちると、すっかり綺麗になった指が見えました。

怪我でなく、原因が分からない奇妙な病気にかかると、近所の「拝み屋さん」に行ったものでした。もし病人がそこに出向けない状態なら、病人の着ていたものを「拝み屋さん」に持って行って、その衣類を拝んでもらうのです。本書の魔法の後半に、これと似た方法が登場しますから楽しみにしてください。

そんな信じがたい方法で、本当に病気が治りました。しかし皆が信じているから、怪しくも何ともありません。私の親も小さな頃から見ていることなので、極々当たり前のことで、当時の「常識」でした。

「拝めば治る」ような現象が、身の回りに確かに起きていました。現代の測定器では何も反応がなくても、私の体験では、世界はそのように機能していました。

戦後すぐの日本は子供が多かったため、よく女の子は年の離れた小さな弟や妹をおんぶしていました。時には、他の家の赤ん坊を預かって背負っていることも珍しくありませんでした。そのままゴム跳びなどをしますから、赤ん坊の首は思い切り振り回されて、一日中むち打ち症になりそうでした。その子たちは数年で代替わりして、次の子供を背負うようになりました。

学校へ通う子供たちは、標高600m以上ある長野県松本市の零下15度の冬の日に、素足にホオノキの下駄や藁草履で歩いていました。たとえ足袋を持っている子供でも、濡れると余計に冷たいので、やはり脱いでしまいます。そのように、当時の子供は今よりもずっと逞しかったのです。霜焼けで指の先がパンパンに腫れていても、別に当たり前だと思っていました。また、風が吹くと道に落ちてカラカラに乾いた牛や馬の糞が粉になって舞っていましたが、そんな中でも花粉症などにならず、生きていました。

戦後すぐの頃は、今より物質的に貧しく衛生状態も悪かったが、人々はそれなりに健康に暮らしていた。

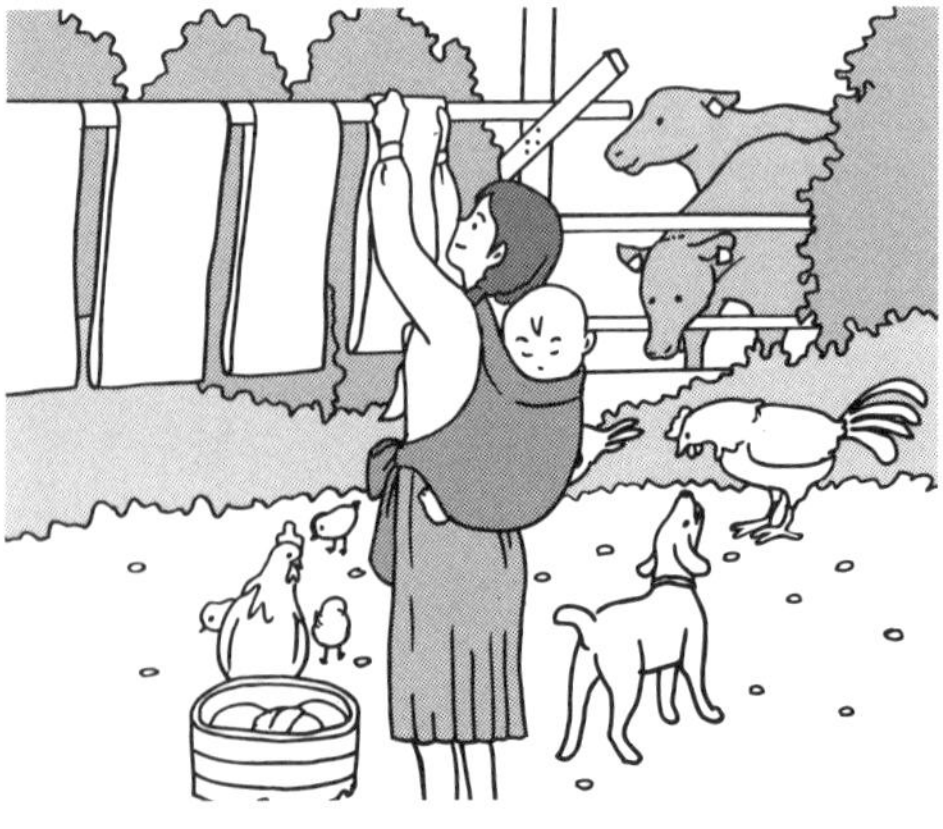

もしも現代人が、突然その頃と同じ暮らしをしようとしても、順応できる人は一握りかもしれません。しかし、そんな暮らしが当たり前だったら、別にどうということはありません。それが当時の常識的暮らしだったからです。

それがたった70年前のことで、その頃生まれた人が今も生きているほどの時代なのに、この常識の変わりようは凄まじいと思います。多少ゲップが出るぐらいでも、「病院でしっかり診てもらいましょう」とテレビ番組などで言われます。私の育った頃の人たちは一体どうやって暮らしていたのか、実体験のある私ですら思い出すのが日に日に困難になってきています。

これほど、時代の常識とは短期間に変化するものです。今の常識も、ほんの数十年のうちに、信じられないほど非常識となることは間違いありません。ひょっとするといつの日か、本書の「魔法」を使って、原因の分からない痛みを家庭で「チチンプイプイ」と消してしまう世の中になるかもしれないと思うと、とても楽しくなります。それは時間もいらず（魔法に必要な時間はたった数秒）、労力もいらず、危険もない方法です。

それでも変化がなかったら（治らなかったら）、医師を訪ねます。きっと数秒のうちに消えてしまう不思議な痛みは、あなたが思うよりも多いと思います。

健康魔法が生まれ続ける手順

ここからは、アシュラム・ノヴァで会員の皆と楽しんでいる魔法の数々と、その魔法を生み出す道筋についてお話しします。

それぞれの方法には、その発想の元になったルーツの知識があります。発想の元としては簡単な理科の知識が多いのですが、その魔法のルーツになる知識と魔法のそれぞれが直接理屈でつながっているわけではありません。頭で考えずにこれらの魔法を思いつくために必要なのは、「直感」です。

直感といっても分かりにくいので、例え話を作ってみました。

ある男が山の中で迷い、途方に暮れていました。その時、一羽の鷹が谷の方角に向かって飛んでいきました。すると「あっちだ！」という心の声がして、鷹の飛び去った方向へ歩いていったら、薄暗がりの中に山小屋の灯りが見えてきたのです。

このような話はいかにもありそうです。「これだ！」と思いついた時、とりあえず鷹が飛んでいった方向へ歩いてみるのです。これを導きと感じるのか、ただ鳥が飛んでいるだけだと思うのか、直感によって選びます。

この魔法が効果を上げる理由はよく分かりません。そもそも、私たち生命がどのようにして自己を維持しているのかもよく分かりません。これほど複雑な生命体に起きる現象の原因がはたして特定できるのでしょうか。

世の中には、原理が分からないまま効果が出る健康法もたくさんあります。人生に現れては消える様々な現象を、私たちは時々ガイドだと直感して価値を見つけます。その時、理由もなく「あれだ！」と感じる能力を使っていると思います。その感覚に従うと、不思議とうまくいくことも少なくありません。この能力はおそらく科学的に証明できませんが、本書の健康魔法になくてはならない能力です。

もう一つ、直感が導いてくれるストーリーを作ってみました。

ある少年が、家族の病気に効く薬草を朝から探して野山を駆け回っていました。ところが、夜更けまで探してもなかなか目当ての薬草は見つかりません。手ぶらで帰るわけにもいかず、その場で一夜を過ごしました。翌朝、少年が目を覚ますと、木立の間からうっすらと太陽の光が、見たこともない一本の植物を照らしていました。なぜか直感的に「これだ！」と悟った少年は、その植物を一本摘んで帰ります。それを村人に見せると、なんと！　長老でさえ一度しか見たことがないという奇跡の薬草でした。めでたしめでたし。

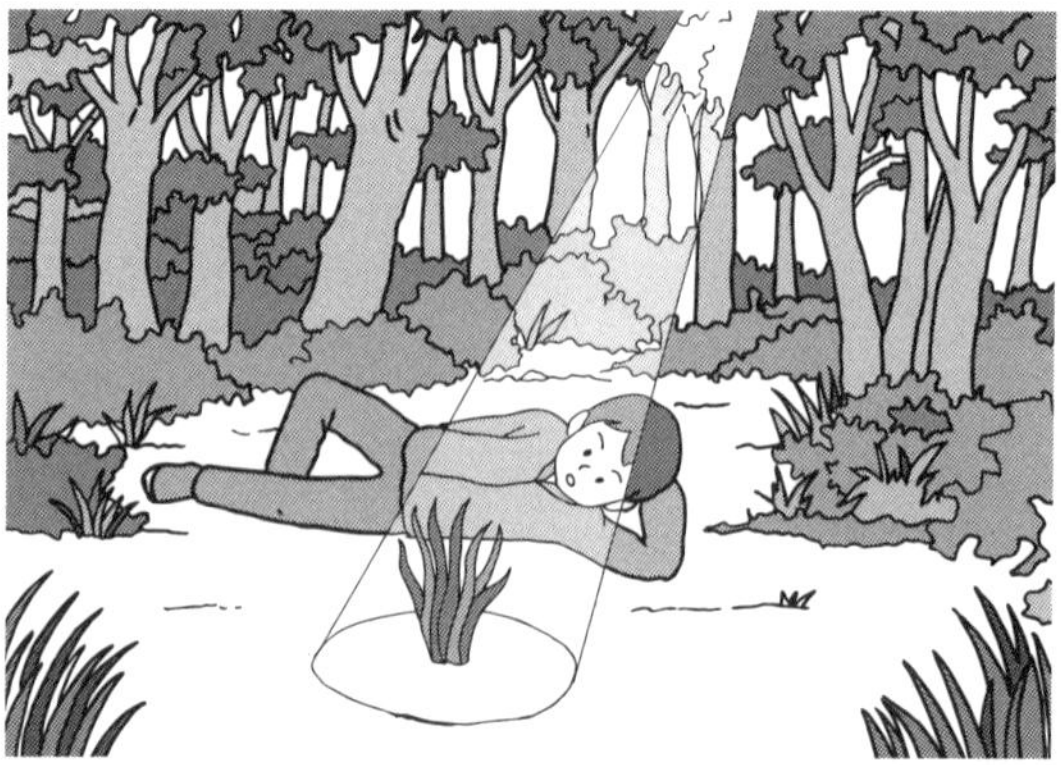

世の中は、理由の分からない巡り合わせで溢れている。だから、「これだ！」という確信を生む、直感力を磨きたい。

ただ偶然、日の光が当たっていただけですが、私たちの日常も同じような偶然で成り立っています。世代を超えた不思議な因縁、突然の出会い、理由は分からないこれらの要素で私たちの人生は埋め尽くされています。魔法の練習は、それらの偶然に感謝して丸ごと受け入れる能力を育てていると私は信じています。

人生では、選択を余儀なくされる場面が様々にあります。その度にあなたは、選択肢の中から一つを選んできたはずです。その時、それぞれの道について綿密に調査して、それぞれの選択肢がどんな未来につながっているのか予想したかもしれません。

しかし最後に一つを選ぶ時、真剣に検討すればするほど、直感に任せたのではないでしょうか。もしかしたら、周囲の反対を押し切ってでも不利と思える道に進まれたことがあるかもしれません。

魔法はどれも、その直感でできています。どうしてこの方法なのかという理由は持っていないのです。しかし、この魔法を許して受け入れられた時、全く新たな可能性を生み出せます。理由もなく体調が回復してもいいし、わけもなく元気になっても良いのです。

世の中には意外に魔法が多い？

私が理科の知識に価値を感じて興味を持っているからですが、本書の魔法の発想の源は、中学校の理科の知識が大半です。魔法の数々は、先に挙げた二つのストーリーと同じ発想から生まれたものです。その中から、アシュラム・ノヴァの会員さんを中心にたくさんの人に使ってもらって、一定の成果が得られたものだけを厳選しました。それらは民間治療家が実際に使っており、日々クライアントの腰痛や肩凝りなどの痛みを和らげています。

彼らと同じように魔法を使うためには、まず理屈を言う前に、手足を動かして楽しく使ってみることが一番です。そして効果があることが分かると、この魔法に限らず、「理由が定まらないまま効果が出る不思議な方法が、他にもたくさんあるのでは？」と思うことでしょう。

現在、多くの人が携帯電話を使っています。しかし、遠くの人と話ができる原理は、ほとんど誰も知りません。30年前なら、まさにスパイ映画に出てくる怪しいツールでしたが、今は子供でも当たり前のように使っています。本書の魔法も、理由は一切分からないまま確かに使えるという意味では、携帯電話と同じだと思います。この本は理屈のない本です。しかし、それでも不思議とうまくいきます。

この世の中は「諸行無常」の言葉通り、全てが変化し続けています。「このような原理だ」と仮に変化の流れの一部を切り取って固定してしまったら、その時点で変化が止まり、命を失ってしまいます。健康であることに固定した原因はないし、決められません。

世の中にはあまりにもたくさんの健康法があり、施術法があります。健康法の本は毎日何十冊も出ていると聞きます。いつまで経っても方法も原理も定まらないのが「健康」です。

原因が全く定まらないままでも、不思議と健康になれる道があります。それは、特定の理由が見つからないまま、痛みが消えることもあるということです。本書の魔法はまさしくそのように、理由が分からないまま痛みを減らせる方法です。数ある健康法の中でも、全く害がなく、時間も掛からない方法と思ってください。

後述の魔法の解説を見ていただければ、それらが害のなさそうな方法だと分かるでしょう。しかし「そんなことで体の調子が良くなるなんてあり得ない」と感じるかもしれません。それほど単純で、時間も掛かりません。だからこそ魔法なのです。いつでもどこでも使えて、周りの人にも気づかれずに体調を整えます。努力という言葉からはほど遠い方法です。

しかし、魔法が使えるようになった時、世の中の見方が変わっていると思います。いつも気楽になり、何か楽しいことが起きるような気持ちになるでしょう。今までほどガチッとした堅い世界ではなく、あちらこちらに魔法が使われているワンダーランドのように感じるかもしれません。

そうなれば、理由の分からない健康不安におびえることはなくなるかもしれません。未来の不安感こそ、はっきりした理由がないものなのですから。

第2章

三軸修正法での体の見立て

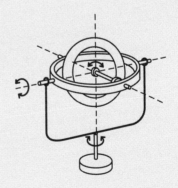

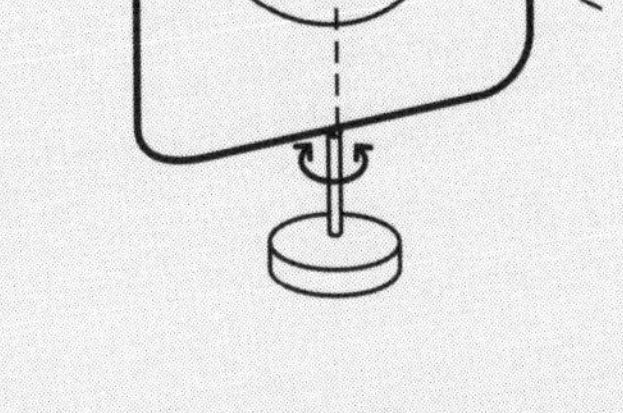

人体を理解できるものに置き換える

私たちの体は、あまりにも複雑です。細胞の複雑な相互作用から人間を理解しようとしても無理だと思います。しかし私たちは、例えば、手足が自由に動く人形を人間に見立てる能力があります。それは、複雑すぎるものや現象を理解する際に良い方法です。

もし把握できないぐらい大きなものなら、等身大のモデルに置き換えます。背丈が１７０㎝の人と１６５㎝の人の違いは誰でも分かると思います。しかし、巨大な船の近くに立つと、１００ｍの長さの船と１２０ｍの長さの船の違いは把握しにくい

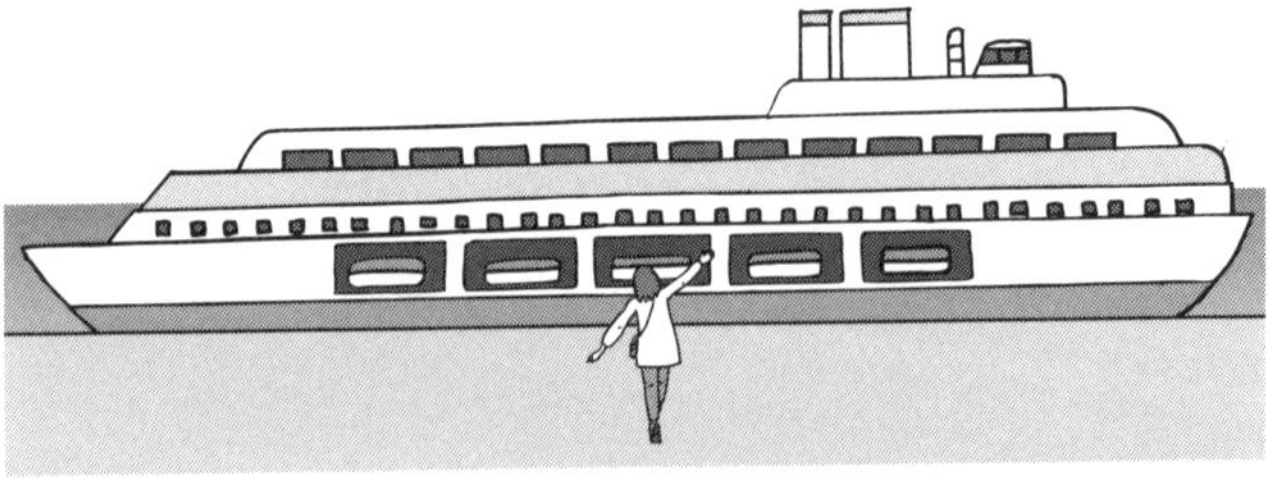

巨大な船の間近にいるとその全体像は把握しにくいが、小さな模型に置き換えると分かりやすくなる。複雑すぎる人の体をシンプルに見立てることもそれに似ている。

と思います。これを１ｍと１・２ｍの小さな模型にすると、違いが分かるのです。

このように私たちは、様々なものを置き換えて理解します。複雑すぎる人間の体を考える時も、「分かる」と感じられる実用的なモデルを工夫する必要があります。

何でも分かりやすいものに置き換えて理解することを、「見立てる」と言います。

例えば、昔から干ばつの恐れがある時に行われていた雨乞いの儀式も、実は同じようなことかもしれません。本物の雨が降る状況と似たミニサイズの雨を表現するのに、器から水をすくって振りまくような儀式で置き換えます。この儀式と、現実の雨が降るのか降らないのかという出来事は、科学的には全くつながりがないことです。それでも私たち人間は、雨乞いの儀式を見ているだけで、本物の雨が近々降るように妙に感じてしまうのではないでしょうか。

なぜか似ていると感じるだけで、それ以外の理由もなく納得してしまいます。このように、大きなスケールのものを、理解できる大きさのものに見立てることは様々に行われています。

この便利な見立ても、気をつけるべきことがあります。例えば、水の上に浮いているアメンボを見て、人間が乗れる大きさのアメンボ型の乗りものを作りたいと思っても、あのような細い脚で浮く巨大な乗りものを作るのは難しいでしょう。小さな生きものに起きることと、大きなものに起きることは、似ていても本当は全く違うことがあります。

私たちはまず、分かる範囲のものに置き換えて見立て、アイディアを練りますが、現実に使えるかどうかは「やってみなくては分からない」ことを忘れてはいけません。三軸修正法は人体を独特のものに見立てますが、長年使って実用性を確認し続け、今に至っています。

繰り返しになりますが、三軸修正法では、なぜ人体を非常に単純なものと見立てて都合良く効果が上がるのか、なぜ使えるのかは分かりません。ただただ、あまり考えずに直感の示す通りに実践してみたら、うまくいったということなのです。

複雑な体を単純な別のものに置き換える

私たちの体は全体としては、周囲の他の人と似ています。しかし痛みや、その他の感覚的な部分は人によってかなり違いがあります。私が知っている中でも、小さな擦り傷一つで大騒ぎする人と、人の心配をよそに健康に無頓着な人がいます。

そして私たちは、自分自身のことが分かっているのかといえば、そうとも言い切れません。私たちは、自分の体を毎日どのように維持しているのかをよく知りません。内臓はほとんど自律神経経由で自動的に調整されています。唯一、呼吸だけは意識的にも自律的にもコントロールできますが、それ以外は自分が動かしている意識もなく、なぜかうまく調整されながら動いています。

後天的に得た能力も同じです。あなたが自転車に乗れるのなら、どうやってバランスを取りながら転ばずに目的地まで行けるのか、知らないまま乗っているのではないでしょうか。無意識のうちにできていることがあまりにも多すぎて、自分自身が何者なのかはずっと分からないままです。

解剖学を徹底的に勉強することは、普通の人には無理です。私たちが「分かる」感じを得るためには、人間は複雑すぎます。食物を口から取り入れ、消化し、分解して有用な成分に組み換え続けています。そして不要になったものを排泄して、体の細胞の一つ一つがめまぐるしく入れ替わり、数か月で元の細胞はほとんど入れ替わるくらいに激しく代謝をしているのに、見た目は変わらず命を維持しているのです。これをどうやって理解したら良いのでしょうか。

何も考えずに放っておいても、想像を遙かに超えたことをし続けているのが私たちの体なのです。そこで気楽に健康について考えるには、適切な見立ての方法がどうしても必要になります。

三軸修正法は、体を小さな粒々に見立てる

では、複雑な人間の体をどのように見立てたら良いのでしょうか。私のような治療家が相手の人の体の不調を取り除くために、その複雑さを全部受け止めて施術方針を

決めようとしても大変に困難です。全ての要素を一つずつ考えていたら、何も決まらないまま時間がどんどん過ぎてしまいます。

実用的な見立て方を考えているうちに、都合の良い単純なとらえ方が一つ浮かんできました。三軸修正法の大きな特徴が、この見立ての方法にあります。

直感に従って、人の体を非常に単純な小さな粒々がたくさん積み重なってできているものとして考えてみました。粒々と考えるととても単純なので、粒々にどうやって影響を与えるかを考えるだけで体全体のことが考えられます。人体の扱いが非常にシ

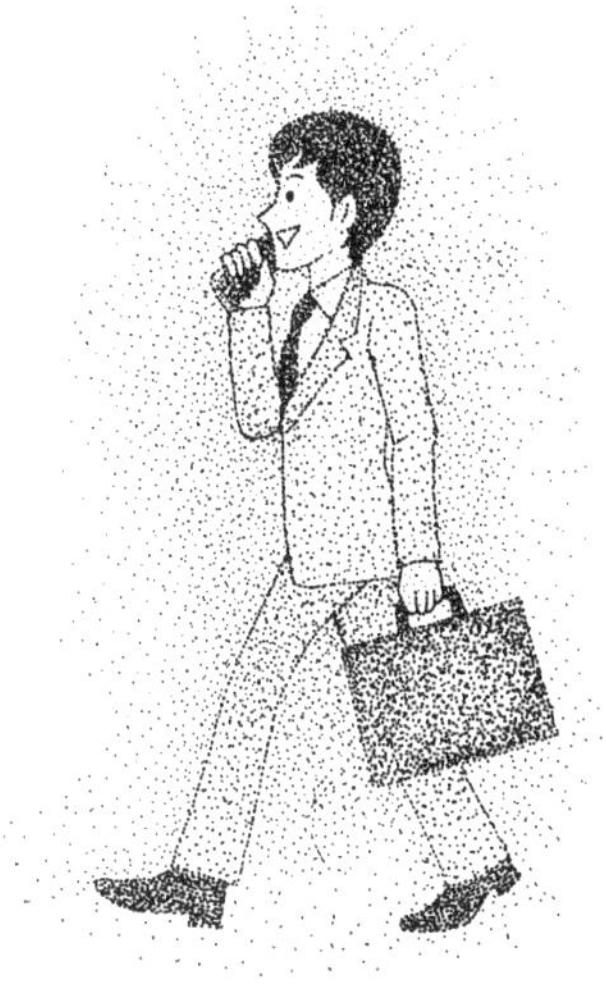

医学的・生物学的知識の全てを総合的に理解することは困難なうえに、人体は解明されていないことだらけ。それならシンプルに、粒々の集まりだと見立てると実用的。

ンプルになるのです。

　これは思いつきなので、一つ一つの粒々がどのくらいの大きさなのかは定義づけられていません。三軸修正法という名称の元になっている考え方ですが、三次元の物体の回転をｘ、ｙ、ｚの三軸の周りの回転に分けて考えると、それらの軸の周りにほんの少しだけ回転できる粒子です。これらを「三軸的粒子」と呼ぶこともあります。

　しいていえば、その大きさは私たちの細胞の一つ一つより小さいのです。密度は正確に分かります。寄せ集めた時の重さが私たちと同じになるはずなので、水より少し重い物質です。充積体ですので前後左右にはほとんど動けませんが、ほんの少し回転する自由があります。そのような架空の粒子が三軸的粒子です。

　そのような粒子では体を自由に動かせないような気もしますが、若干回転ができれば問題ないのです。例えば、私たちの体には背骨の椎骨が25あります（頸椎が7、胸椎が12、腰椎が5、仙骨をまとめて一つと数えた場合）。それらが角度で1度ずつ前に回転したら、25度もお辞儀できるのです。角度がたった1度なら、ほぼ動いていないように思えます。三軸的粒子は細胞よりも小さいのですから、ほんの少し回転しただけで、その先では大変大きな動きとなるのです。

体の各部で三軸的粒子には全く違いがありません。全身均一の小さな粒が、枕の中身のようにギッシリ詰まっているところを想像してみてください。

このような発想は、時にはとても乱暴に思えるかもしれません。しかし「根拠は？」「理由は？」と考えていたのでは、そもそも新しいものの見方は始められません。仮にそう考えておいて（仮定して）、もしそうだったらという方法を片っ端から試してみるやり方、置き換え方は、実はよく行われている方法なのです。

この、小さな粒々に見立てる発想ですが、実は中学で習うニュートンの運動法則にも生かされています。ニュートンがまとめた力学の法則は物体の動きと力に関する法則ですが、身の回りにある実際の物体に対してF=ma（力＝質量×加速度）の式がそのまま当てはまるわけではありません。ニュートンは「質点」という、面積も体積もなく質量だけがあるという理想的な、しかし現実にはあり得ない架空の概念をもちだし、この「質点」に運動の第2法則F=maが成り立つとしました。

普通の物体には体積があるのですから、この式は成り立たないように思えます。しかし、普通の物体に適用すると、近似的に適切に使えるのです。そのような卓見は、まさにニュートンのような天才にのみ許されることだと思います。大切なのは「ちゃんと使える」ことであり、どんな仮定を持ち出しても良いのです。

そのような意味で、ニュートンのアイディアを借りるように人間を均一な架空の粒々の集まりと考えます。そう仮定することには全く問題がありません。仮にそういうものだと考えてみて、その発想から生み出される方法を試し、使えるかどうか確かめます。

もし便利に使えたのなら、「体を単純で均一な粒々の集まり」と仮定する考え方は、なぜか理由は分からないけれど、自然界の仕組みと似た性質をうまく使えるということです。

このような考え方は、非常に面白いと思いませんか。私たちの体とか命を作り上げている自然法則自体については、よく分かりません。しかし、勝手に「自然法則がこんな考えに近かったらどうだろう」と仮定して、その考え方から生まれた方法が使えた場合、それは自然法則に沿った考え方だったことになります。

それならば、自由な発想で体をどんどん別なものに見立て、方法を編み出し、試してみましょう。このシンプルな方法をたくさん繰り返すと、もしかしたら私たちの体を構成している法則性の一部を垣間見れるかもしれません。

一粒のビーズに働く原理なら、何でも体の調整法になる

人間の体を小さな粒々の集まりに見立てると、「その中の一つ一つを変化させるにはどうするのか」というアイディアも簡単に浮かんできます。机の上にあるたくさんの小さなビーズが、向きを変えたり移動する方法なら、何でも体の調整法に使えることになります。机の上の本を動かしたり、鉛筆の向きを変えるのと同じ感覚で、体の調整ができるのです。

また、粒が非常に小さいことから、必要な力はとてつもなく小さくて済むことになります。

このような前提で本書の魔法ができていますので、三軸的粒子の特徴を覚えておい

ていただきたいと思います。これにより、積み木の一つをほんの少し動かすように、複雑な人体の調整がとても小さな力で行えます。このことが三軸修正法の施術を、他に類を見ない独特な方法にしています。

Aというものを、どこかそれに似ているBというものに見立てる能力は、まさに子供の心の中にふんだんにあります。

また例え話ですが、ある子供たちが五人ぐらい入れるような大きな段ボール箱を見つけたとします。すると、その段ボール箱を海賊船に見立てる子がいました（段ボール箱は海賊船ではないのですが）。そして海賊船のつもりで遊び、何回遊んでもすご

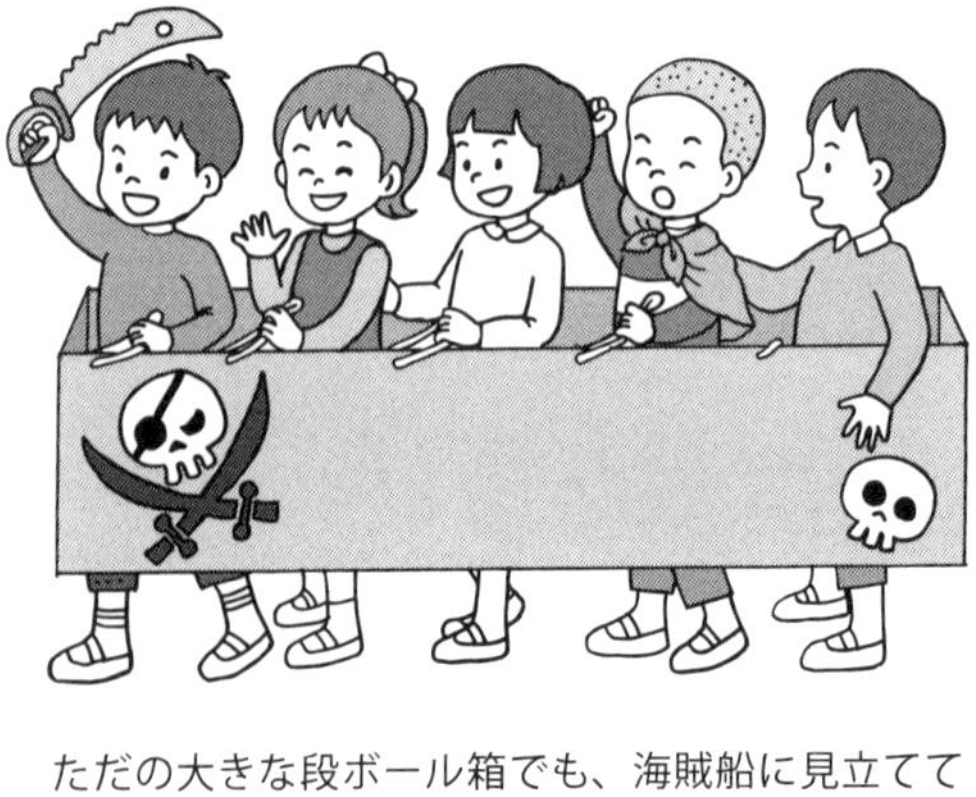

ただの大きな段ボール箱でも、海賊船に見立てて楽しめたなら、それは「使える」見立てだ。

く楽しかったとすれば、「大きな段ボール箱を海賊船に見立てる」ことは実際に使える仮定だといえます。それなら他の子に伝えても有用でしょう。

もしかしたら、私たちが遊びを楽しむという行為は、その遊びが成功か不成功かを決める何かの法則性を秘めているのかもしれません。


このような子供の自由なものの見方は、どれほど世の中の役に立つことでしょう。段ボール箱を海賊船に見立てることから見出された法則性が、応用を生み、商品を生んでいるのかもしれません。人形でもミニカーでも、元のモデル（本物の人間や自動車）と大きさの違うものが、なぜ同じように感じられるのでしょうか。

それどころか、三次元の存在である私たちを鏡に映しても平面の絵に描いても人間だと分かることも、よく考えればとても不思議なことではないでしょうか。このように私たちの見立てる能力の自由さが、世の中で製品化されているもののほとんどに影響しています。

ところが、段ボール箱は海賊船と似ても似つかないから面白くないに決まっていると、大人が出てきて子供から箱を取り上げてしまったら、遊びの深遠な秘密に迫る機会を一つ失うことになります。勝手に仮定して使ってみる機会を失うことは、大きな自然法則の秘密解明にとって重大な損失です。

有限な知識にこだわって考え方が固まってしまった大人は、今この瞬間も素晴らしい可能性を捨て続けているのかもしれません。三軸修正法に必要なのは、自由な見立て方です。人体を粒々の集まりと見立てて発想された魔法が効果を見せるのは、とても面白いと思います。

既存の知識に縛られて「そんなことあるわけがない」と何でも片付けてしまうと、新しい方法が生まれる可能性が急にしぼみます。あり得ないと思えることの中にこそ、未来の可能性が生まれます。

あえて一旦、理屈を考えることを後回しにしてください。私たちはついつい、白か黒かを早急に明らかにしなければいけないと思いがちです。しかし、決着をつけないままお預けにする楽しみを思い出しましょう。子供たちは「ふーん」と、とりあえずペンディングにしておく自由や余裕を持っています。しばらくモヤモヤするかもしれませんが、それを許せると間違いなく許せる世界の幅が広がり、その分人生が豊かになる感じがするでしょう。

幸せな「機能姿勢」

三軸修正法には、リラックスした「楽な姿勢」にこそ、健康に関する大きな価値があるというアイディアがあります。それが魔法の元になっています。

世間一般では、「真っ直ぐな姿勢」に大きな価値を見出しています。子供の頃、少しでも姿勢が悪いと、すぐ両親に注意されたでしょう。大人になっても、「真っ直ぐな姿勢を維持していないと、肩凝りや腰痛の原因になる」と周りから言われるかもしれません。

しかし、「楽にしてください」と言われて「気をつけ姿勢」を続ける人は誰もいないのは、なぜでしょうか。それによく考えれば、健康とは「楽だ」ということではありませんか？

今、立っていても座っていてもいいので、正確に「真っ直ぐな姿勢」を取ってみてください。そのまま動かず1分が過ぎた頃、その姿勢の維持がかなり大変に思えてくると思います。そこで体の力を「ふっ」と抜いて、一度体を自由にさせてください。

まず最初に、「真っ直ぐな姿勢」の苦しさを体験しました。体の力を抜くと、きっと真っ直ぐではなく、多少捻れたり曲がったりした姿勢に落ち着くと思います。そこで大きく深呼吸をしてみてください。真っ直ぐな姿勢の時よりも、美味しい空気がたくさん入ってくると思います。

このような、体が楽な状態こそが、ほとんどの人には健康な状態ではないかと思います。

この時、私たちはこの「楽な姿勢」の中に「最も楽な姿勢」を厳密に感じる能力があります。まず「楽な姿勢」を取った時、ホッとして急に新鮮な空気が自分の肺に入ってきます。その「楽な姿勢」の中のさらに「楽な姿勢」の時、体全体が急に楽になり、痛みなどの様々な不都合が消えてなくなります。

楽な姿勢（機能姿勢）

外見はおかしく見えても、身体の内側には歪みのない状態。その時、その人にとって、心身ともに最も機能的な姿勢。

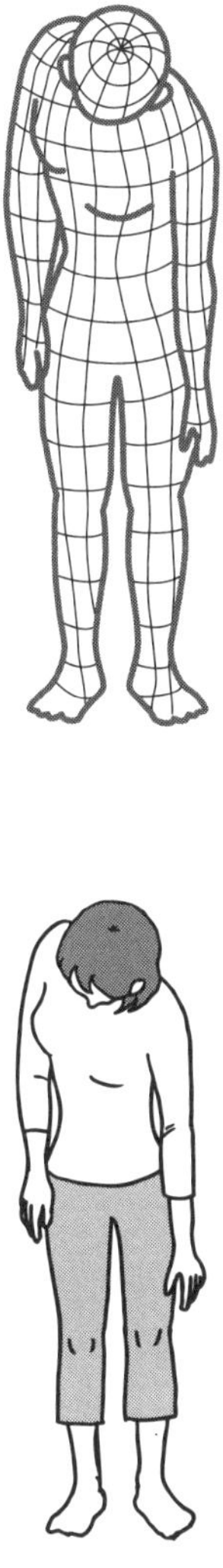

真っ直ぐな姿勢（社会通念上の良い姿勢）

外見は格好良くても、身体の内側には歪みが生じている状態。

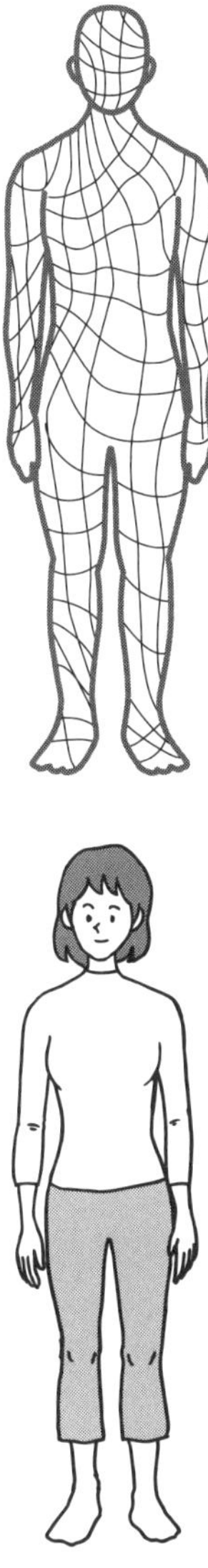

その姿勢は、体が本来の機能を取り戻すので「機能姿勢」と呼びます。大体楽な姿勢ではなく、非常に厳密な姿勢です。この機能姿勢をいつでも正確に取れるようになると、それだけで原因のよく分からない腰痛や肩凝りや体の痛みが、数秒で軽減します。

これからは時々、苦しい「真っ直ぐな姿勢」より、自由を感じる「楽な姿勢」に注目してみてください。正確に「機能姿勢」を探すには少しだけ練習が必要ですが、誰でも探り当てることができます。

例えば、誰かのスピーチが長くて、じっとしていられなくなった時、ほんの少し姿勢を変えるだけで、またしばらく耐えられると思います。その時の姿勢が「機能姿勢」です。それほど当たり前の姿勢です。

機能姿勢だけで、日本中の人が楽になります。「真っ直ぐな姿勢」は、たくさんの人を苦しめ続けています。苦しみが健康だなんて、本当におかしな考え方です。それに対して、「楽な姿勢」を極めると健康になるという、「機能姿勢」ほど幸せな姿勢は他にないと思います。

ところが世間一般の常識の壁は厚く、雑誌や書籍を通じて30年以上訴え続けているにもかかわらず、未だにほんの一部の人に理解されるようになったにすぎません。

この本の魔法は基本的に、楽で健康的な「機能姿勢」と、真っ直ぐな姿勢とのギャップを埋めるものです。そのためにまず、「機能姿勢」をきちんと定めることが大切です。

この機能姿勢は人によって異なるだけでなく、常にゆっくりと変わり続ける姿勢です。そのため、「私はこの姿勢が楽な人だ」と、生年月日から決まる自分の性格のように固定されたものではありません。それよりも、「今日の運勢」のように毎日調べる

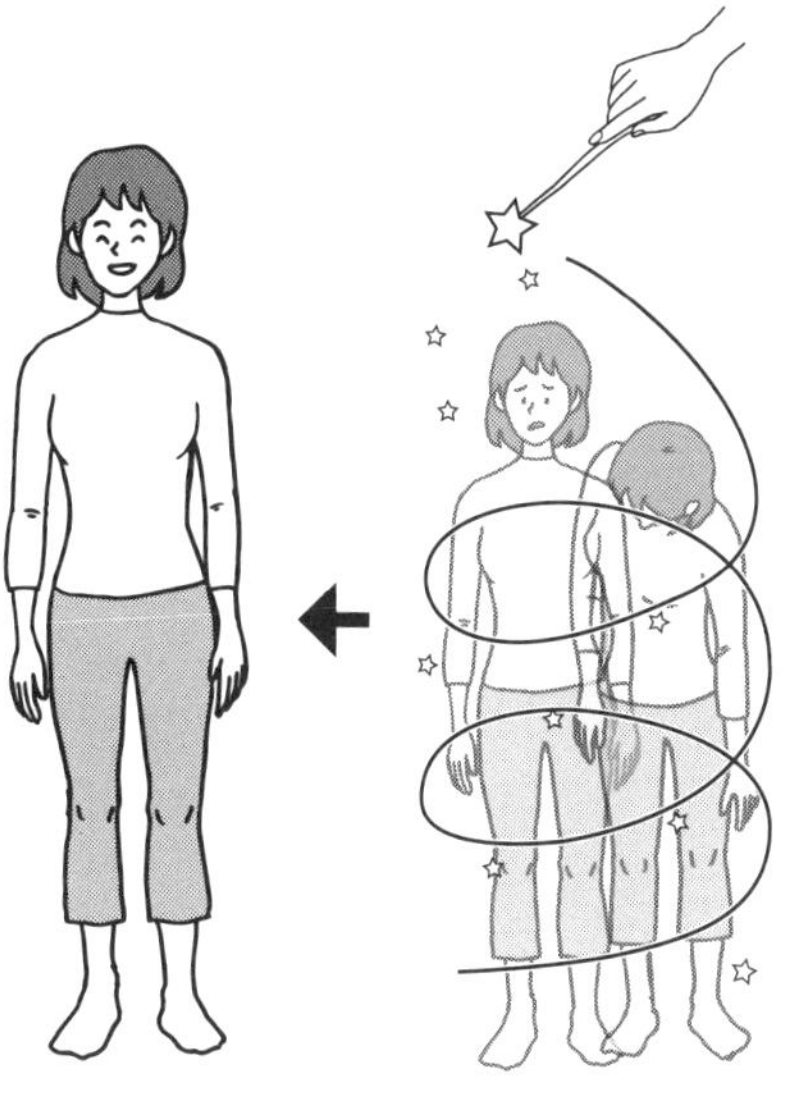

真っ直ぐな姿勢だと苦しくて、真っ直ぐでない姿勢だと楽な状態に、魔法を掛ける！　すると、真っ直ぐな姿勢が楽な姿勢「機能姿勢」になる。

度に違ってくるものだと思ってください。

今の機能姿勢は、今調べて使います。慣れるとたったの数秒しか掛かりませんから、一日に何度でも調べられます。そして真っ直ぐな姿勢との違いを修正すれば、社会的にとても生きやすい体ができあがります。この本で紹介する魔法によって修正するわけですが、そのために必要な時間もたった数秒です。本当に、私たちの体調は数秒間で変わるのです。

第3章

「現象としての痛み」は、すぐ消せる！

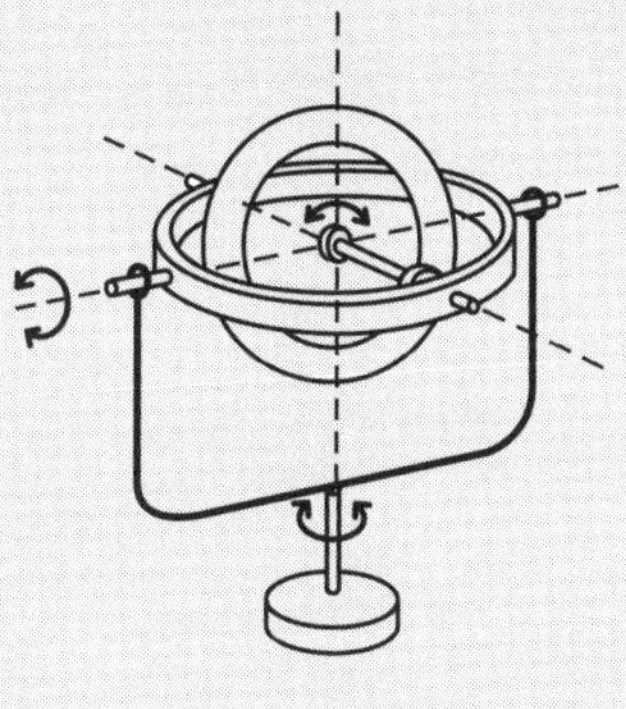

「現象としての痛み」がある

私が30年以上積み重ねた経験上、数秒間で腰痛や肩凝りが軽くなることが多々あります。そのことはアシュラム・ノヴァの誰もが体験しています。

もちろん、医学的な検査で体の各部に変形や偏倚《へんい》が見られ、それが原因の痛みなら、たった数秒で消えてしまうはずがありません。そのような痛みは、三軸修正法では直接扱いません。それとは違う、数秒の間に現れたり消えたりする痛みのことを、三軸修正法では「現象としての痛み」と呼んでいます。この痛みは、特に原因がないのに生じている痛みです。

多くの人にとって、ある時突然感じ、翌朝には消えているような痛みに覚えがあると思います。このような痛みがそのまま持続する場合があると思ってください。そのような「現象としての痛み」は、この本の魔法によって、あっという間に消える可能性があります。私の治療家としての長い経験からすると、クライアントが訴える痛みのうち、「現象としての痛み」は80％ぐらいかもしれません。

それは、腰痛や肩凝りは、ほんのちょっとしたことで症状が改善される可能性があるということです。そんな奇跡のような話も聞いたことがあるのではないでしょうか。

解剖学的、生理学的な問題から生じる痛みと、この「現象としての痛み」は全く別のものです。この本の中で痛みといえば、「現象としての痛み」のことを指すと思ってください。

「現象としての痛み」は本物の痛み

それほど簡単に痛みが消えてしまうのなら、そもそもクライアントが「痛い」と言っていただけ、つまり詐病と思われるかもしれません。80歳までほとんど病気らしいことを経験してこなかった私は、痛みが即座に消える現象を毎日見ながら半信半疑でした。

しかし冒頭でお伝えした自動車事故では肋骨と胸骨の多発骨折でしたから、本物の痛みが絶え間なく押し寄せてきました。原因のはっきりしている痛みです。ところが、体をわずかに動かして「機能姿勢」を取ると、全部ではないものの、かなりの部分が緩和されることが分かったのです。苦しい中でも、耐えられる範囲にまで軽減しました。

既刊『「機能姿勢」に気づく本』（池上悟朗著）にもありますが、「機能姿勢」によってあらゆる痛みが大幅に和らぎます。もし手の甲を強くつねられたら、「イタタ！」と痛みに耐えるためによじれた姿勢を取ると思います。その姿勢は完璧に「機能姿勢」です。私たちが痛みに耐えるために自然に取る姿勢を「機能姿勢」と呼んでいるので、私の痛みが和らいだことも納得できます。

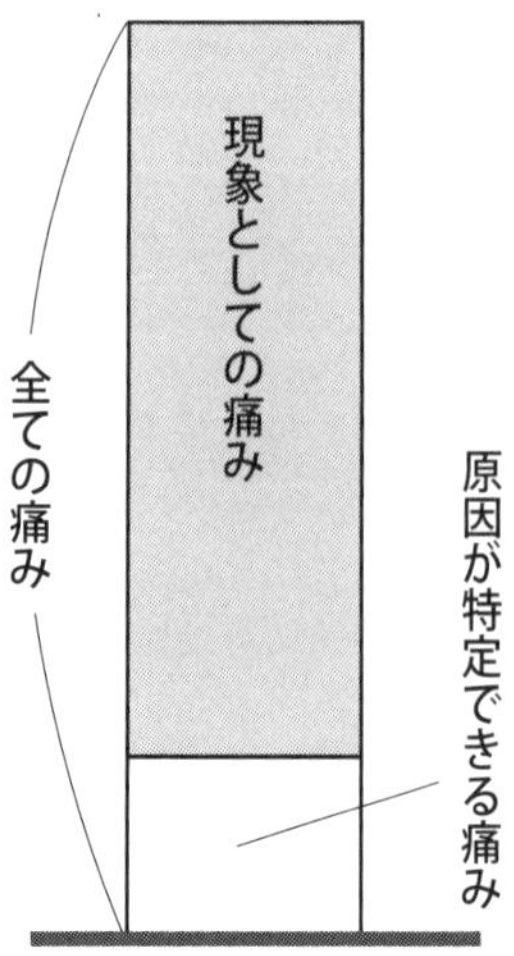

病院の検査などで原因が特定できる痛みに大幅に上乗せされて、一瞬で消える「現象としての痛み」がある。

時々「機能姿勢」を取ることで、担当の医師や看護師が驚くほど、自然にすばやい治癒を実現しました。同時に、痛みからくる不安も遠ざかっていきます。「機能姿勢」は、まさに「魔法の基本」と言えます。数秒のうちに痛みを和らげる魔法は、こうして実用化できます。ただし、その魔法は「機能姿勢」を意識しなくとも効果を上げるので、もしかするとメカニズムは異なるかもしれません。

実は、原因が明らかな痛みには、「現象としての痛み」が大幅に上乗せされていて、かなりの割合を占めています。つまり、どんな痛みも「機能姿勢」でかなり楽になります。数秒で「現象としての痛み」を取り除くと、「ほっ」として気を病まずに済むため、怪我や病気の治癒のスピードアップにも大きく貢献できるはずです。

施術時間と施術効果は比例しない！

さて、私は施術法に強い興味を持ち、非常に多くの手技治療に触れてきました。手技療法師として様々な方法を試す中で、施術方法とクライアントの反応の間に不可思議な関係性を感じました。

それは、長時間施術しても、施術の種類や時間を減らしても、効果があまり変わらないことです。試しに施術時間を半分にし、そのまた半分としていきました。それでもほとんどのクライアントに対して、施術効果は下がりませんでした。

これは、「現象としての痛み」があるのなら納得できます。手技で劇的な効果が得られた時、つまり辛い痛みが瞬時になくなった時、なくなったのは「現象としての痛み」ではないかということです。「現象としての痛み」なら数秒のうちに変化が出ます。

こうして、クライアントの満足度は維持したまま、だんだん施術時間が短くなっていきました。三軸修正法を学んだたくさんの治療家が、この研究結果を実際の仕事に役立てています。

施術効果≠施術時間

施術時間と施術効果が直接関係ないことは、非常に大切です。「現象としての痛み」が機能姿勢を基礎とした本書の魔法で消えてしまうなら、施術時間と施術効果は比例しません。

「現象としての痛み」は、様々な日常生活の条件が「痛み」につながる状態でシンクロした、特殊な出来事です。物理的な原因の特定はできません。その特殊なシンクロを外す条件が整うと、「現象としての痛み」は瞬時に消えてなくなります。

それならば、なぜ日常の生活の様々な変化の中で勝手に消えてなくならないのでしょうか。実は、ほとんどの「現象としての痛み」は、はっきり痛みを感じる前に消えていると、私は考えます。そのため、ほとんどの人は何もしなくても快適に過ごせています。長く痛みを感じている人は、偶然シンクロした一時的な現象がなぜ続いて

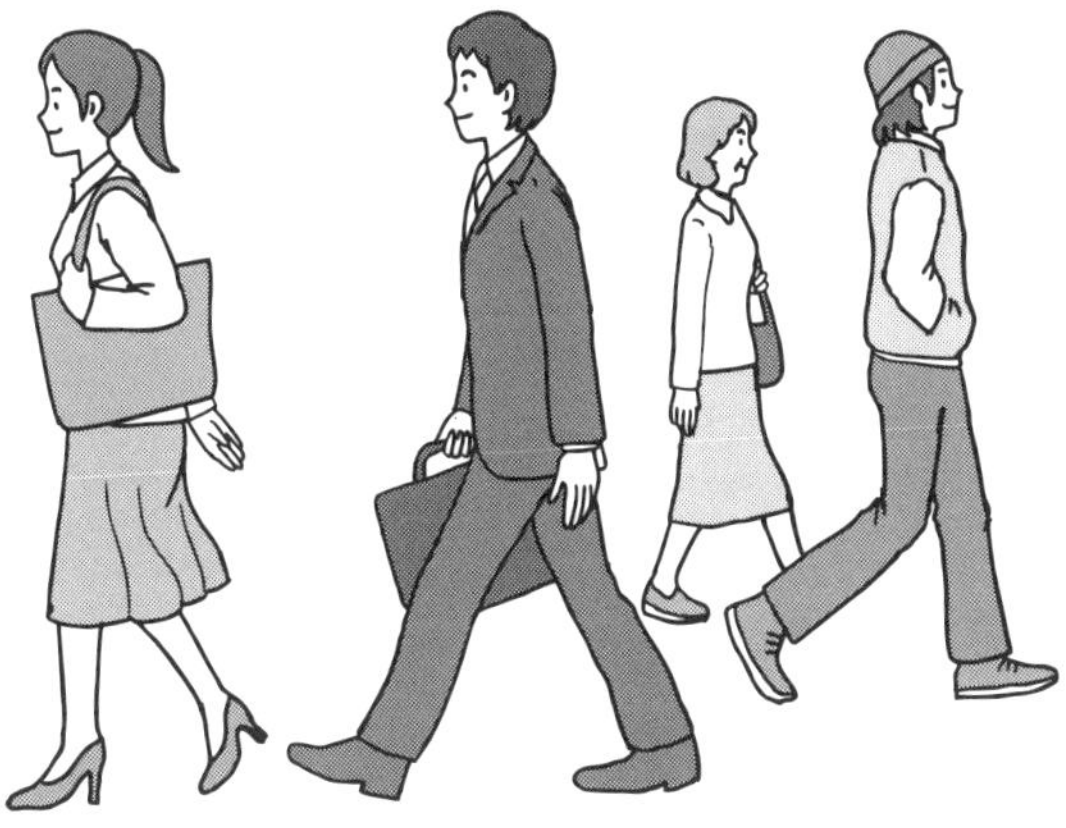

「現象としての痛み」は、日常生活で気づかないうちに現れては消えている。

しまっているのか、不思議としか言いようがありません。

全身を調整すると各部の痛みも消える

「現象としての痛み」には、もう一つ大きな特徴があります。肩や膝のような体の一部分に痛みがあっても、基本的に三軸修正法ではその部分だけを施術することはありません。常に、真っ直ぐな姿勢と楽な姿勢のギャップを埋める全身調整のみを行います。それにも関わらず、各部位の痛みもかなり軽減することが多いのです。

通常、手首が痛いなら手首に施術すると考えるのが当然です。もちろん、特定の部位に怪我をしている場合には、直接の処置が必要です。

ところが、痛みの大半が「現象としての痛み」ならどうでしょう。全身の調整をすると、数秒のうちに特定部分の痛みが消えてしまうのです。目の前でクライアントから「あれ、痛みがありません!」という反応が起きます。本書の「魔法」はそのように効くのです。私やアシュラム・ノヴァの会員が行う施術の時間は概して短いのですが、クライアントは長時間の施術と同じ満足感を得て帰られます。

このように、「現象としての痛み」を取り除くことは、原因が特定できる症状の改善にも役立ちます。その時、治療家はきっかけを与えているだけであり、クライアントが自分自身の能力によって成し遂げているのです。

この施術スタイルでの目的は、「体の建て付け直し」です。建て付けとは、戸・障子など建具の納まり具合のことです。現代の家では、戸や障子の開閉具合が悪いということはあまりないかもしれませんが、私の少年時代、柱と壁の間に隙間が空くほど

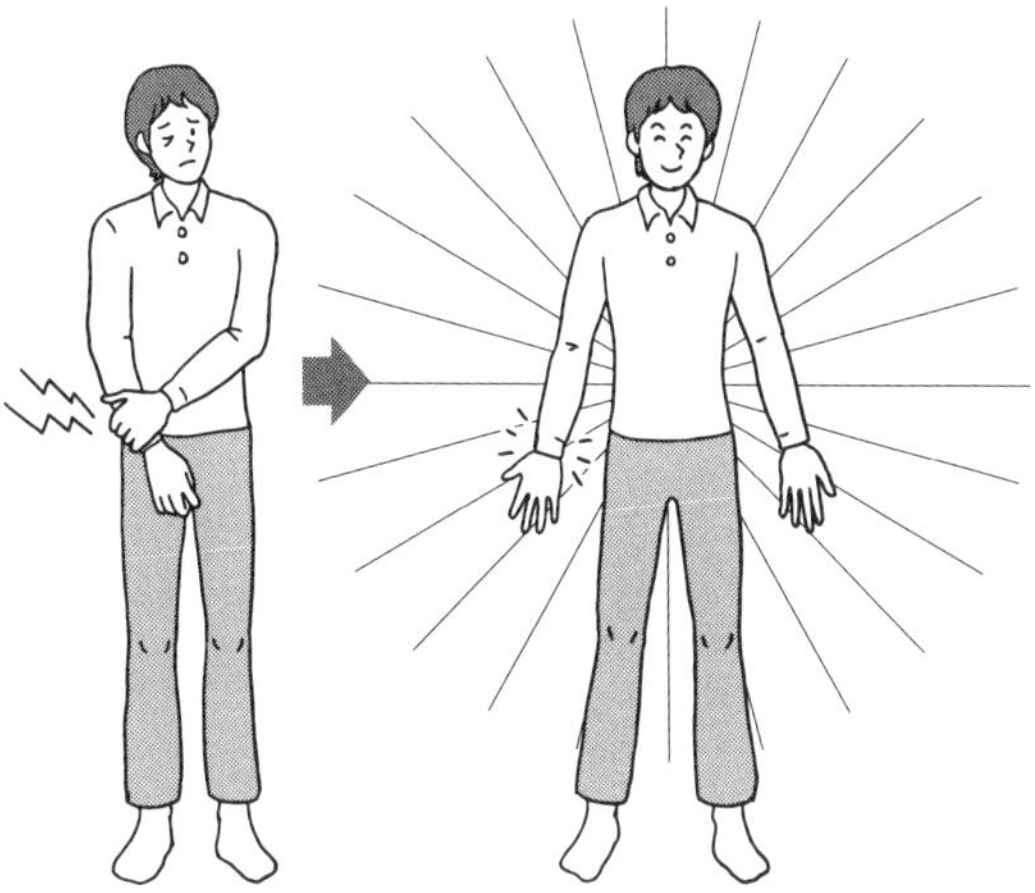

特定部分の痛みの大半が「現象としての痛み」なら、真っ直ぐな姿勢が楽な姿勢になれば、痛みは消える！

歪んでいて、引き戸を開け閉めするのに一種の「コツ」が必要なこともよくありました。ところが家の建て付けを直すと、戸や障子など、全てがスムーズに機能するようになります。

体もこれと同じように、体の建て付けを正すことによって、元々持っている機能が最大限に発揮され、パフォーマンスが飛躍的に向上するのです。

「現象としての痛み」を感じない健康ゾーン

クライアントから話を聞いていると、健康な状態からほんの少しでも良くない状態になると痛みが出てしまうと思っている方が多いようです。ところが、痛みを感じる状態こそ、なかなか起こせない珍しい状態ではないでしょうか。

私たち施術家も日頃から具合の悪い人に注目しているので、痛みが日常的に起きると考えがちですが、広い視点で世の中を見渡せば、具合の悪い人は少数派であることが分かります。多くの人は体の不調を考えずに生きていられます。

「楽な姿勢」である機能姿勢は、常に一定の姿勢ではなく、時間とともに変化し続けています。それにもかかわらず、「現象としての痛み」が続くのは不思議です。反対に考えれば、私たちの体は通常、「現象としての痛み」を出しにくい、とても安定感のあるタフな作りになっている証拠ではないでしょうか。下の図を見てください。

この、ゴルフボールがグリーン上に乗っているうちは「現象としての痛み」は起きないと思ってください。このグリーンを「健康ゾーン」と呼びましょう。

このゴルフボールは、体の調整機能によって快適な健康ゾーンの上を行ったり来

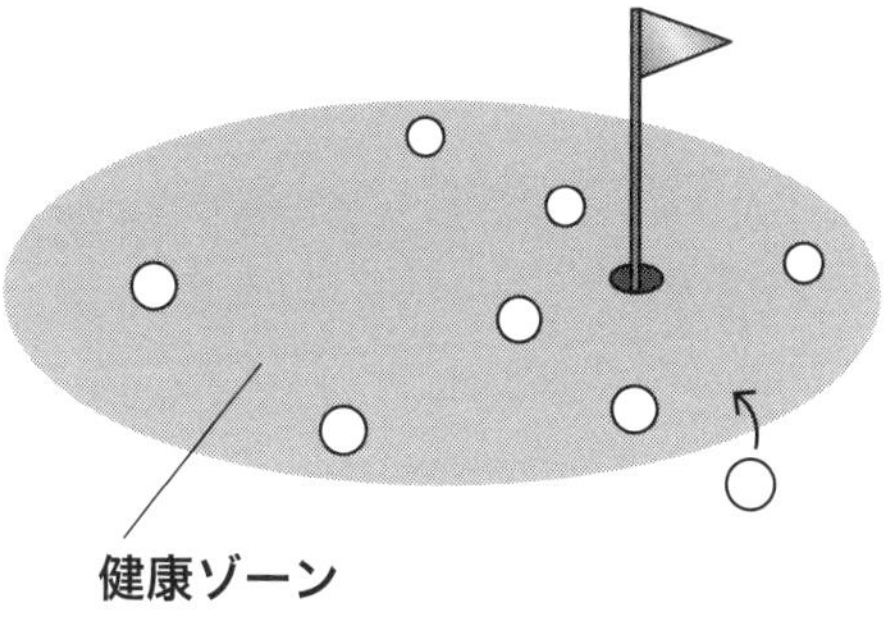

ボールが行ったり来たりしていても、大雑把に「健康ゾーン」にあれば、「現象としての痛み」は生じない。もし出ても、このゾーンには簡単に戻せる。

たりしています。しかし、様々な条件がシンクロして運悪くグリーンから出てしまった時、初めて「現象としての痛み」が感じられます。

その場合も、痛みが出たことを気にしなければ、自然に痛みは消えます。ところが痛みを苦にして注目してしまうと、なかなか消えないのです。健康とはそのようなものではないでしょうか。

「現象としての痛み」を消すための魔法の目標は、健康ゾーンから出てしまったゴルフボールを元に戻すことです。大雑把に健康ゾーンの中に返してやればいいのです。あとは本人の自然治癒力まかせです。良い状態になったなら、誰でも備えている健康維持能力によって、健康ゾーンから外れないようにできるでしょう。これなら簡単ですし、実際これで効果が得られます。

この魔法は「現象としての痛み」を消す方法

それではいよいよ、具体的な魔法をご紹介していきますが、その前に押さえておいていただきたいことがあります。これらの魔法を確実に働かせるために必要な、三つの条件です。

①これらの魔法は「現象としての痛み」を消すものだと理解すること
②その魔法の発想の元になった理屈に感心すること
③生命の力を認めて、機嫌良く実行すること

日本人は、「真っ直ぐな姿勢が大事だ」と、あきれるほど固く信じています。しかし、正確に「楽な姿勢」を探せれば「現象としての痛み」は数秒で消えてしまいます。だから、まず先に「機能姿勢」を知ったほうが、楽になれます。

確かに、職場や学校にいる時は、周囲の人と違う姿勢でいるのは難しいかもしれません。そして、ゴルフボールがグリーンから出てしまう（健康ゾーンからはみ出てしまう）という無理が生まれかねません。

「真っ直ぐな姿勢」が一体何をもたらしてくれるのか、とても疑問に感じます。体の不調を癒やす方法として、実際に使えることが一番大事なのではないでしょうか。

本書の魔法は、「人体も物体なのだから、理科の知識は使えるはずだ。それどころか、何か変化を感じられるなら何でも使えるのではないか」という発想からできています。

これは、私が昔、鉄製品の熱加工の仕事をしていた経験から生まれた発想かもしれません。過去の文献による知識では、最先端の高度な加工はできません。過去の常識を疑い、全く新しい思考法を生み出したり、他業種の仕事から考え方を移植しないと、新しい製品は生み出せません。その度にスタッフや権威者からクレームが出ますが、それをあえて無視しないと新しいもの作りはストップしてしまいます。

私は鉄製品の熱加工の仕事を経てから民間医療の世界に足を踏み入れた時、日進月歩の製造業とのギャップに驚きました。いまだに問題の解決方法を数百年前の文献に頼っているからです。それでは新しい方法が生まれるはずがありません。そこで私は、製造業の常識的な考え方を民間医療に導入しました。新しい風はいつも自由な遊びの中から生まれます。

本書の魔法は、民間医療の過去の常識を無視していますが、「現象としての痛み」に確実に効果があります。安全な方法で一瞬のうちに不調が楽になるのなら、理屈はどうでも良いのではないでしょうか。

理屈はいつでも、起きた現象の後からついてきます。ニュートンの発見より先に、間違いなくリンゴは地面に落ちていました。お互いの人間関係にどのような理屈が働くことで本書の魔法が有効になるのか、ご存じの方がいたらお教えいただきたいと思います。周りを見渡すと、実は理由は分からないけれど効果があるものばかりです。これらの魔法も、その一部として正確に機能します。

前記の三つの条件の②と③は、魔法の説明と一緒に繰り返し登場します。これが守れれば、必ず魔法は効くのです。まず自分が機嫌の良い人になります。すると次に相手の痛みが消えたり快適になったりするのです。

「相手にエネルギーを与えてしまって疲れた」という人がよくいますが、三軸修正法の魔法は違います。お互いに楽になり、健康度が上がる方法なのです。相手の健康を願いながら、実は自分自身が快適さを増しているのです。そして、世の中の人間関係がこの魔法によって良くなっていくことが私の望みです。

第4章

すぐできる！
魔法の身体調整法

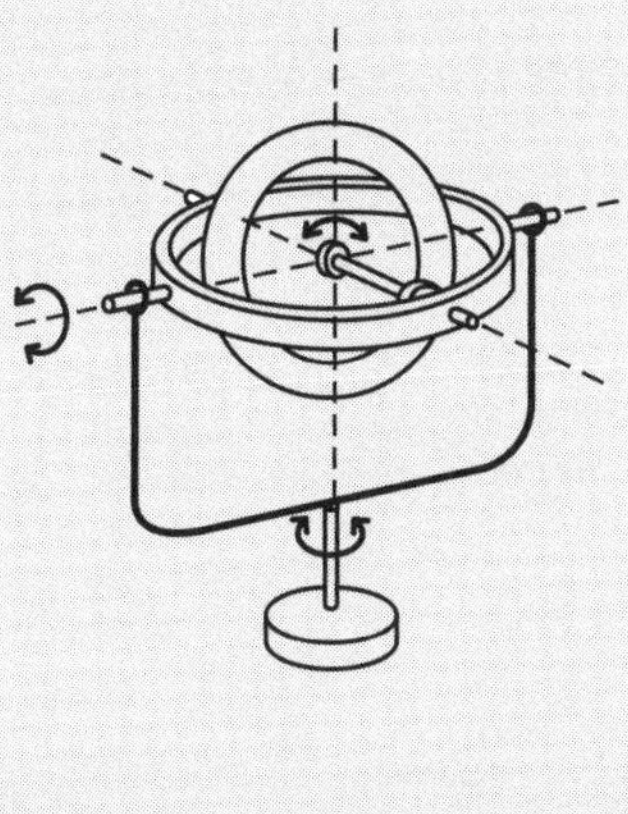

プレッションの原理を使う

私の最初の職業は航海士でしたが、船には必ず「ジャイロコンパス」という羅針盤が搭載されています。このジャイロコンパスは正確に北を示しますが、磁石のコンパスとは全く原理が違います。驚くことに、このジャイロコンパスは地球の自転を利用しています。地球は北極点と南極点を結ぶ地軸を中心に、24時間弱で一回転します。この自転と重力が地球の中心を向いていることを利用して、北を指し続ける仕組みです。

普段私たちは、回転する地球の上にいることを忘れています。フーコーの振り子を

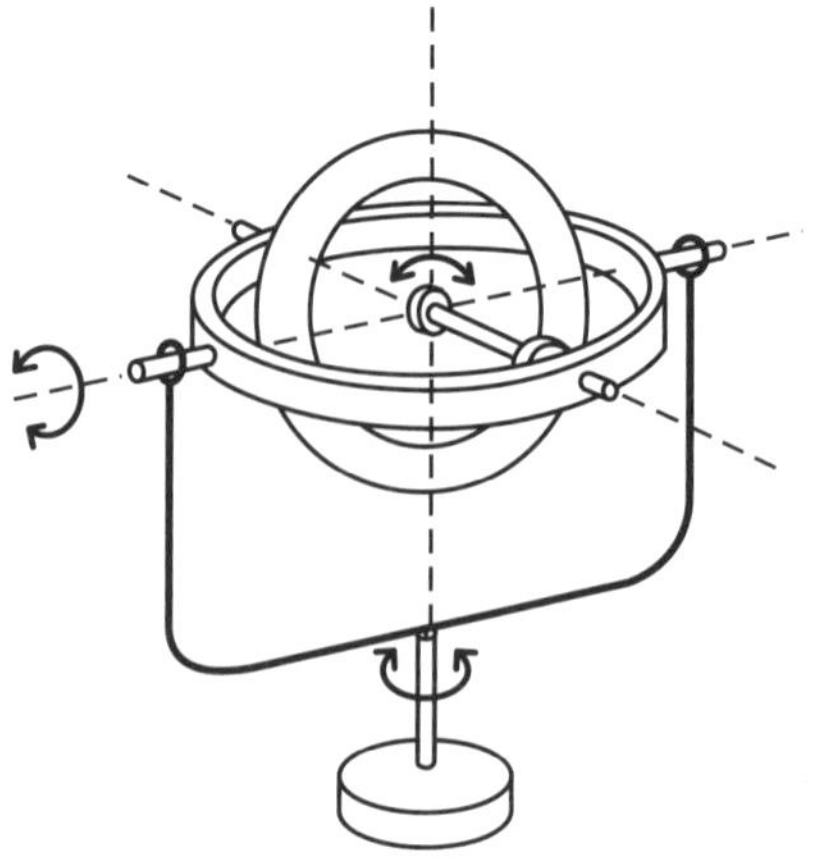

船に搭載されているジャイロコンパスは、x、y、zの三軸の自由を持つジャイロと地球の自転を利用して、正確に北を示す装置。

ご存じでしょうか。10mのワイヤーに50kgのおもりが付いた巨大な振り子を真っ直ぐに揺らして、24時間ほど揺れ続けたなら、揺れる方向が時間とともに変化するのが観察できるでしょう。北極なら、揺れる方向が24時間で時計回りに一周します。揺れる方向が変わっていくように見えますが、実は地球のほうが回っているのです。

このように地球サイズのスケールでものごとを見たら、自分の視野が広がったような高揚感を覚えて何だか楽しくなりませんか？　多少の科学的な知識を交えることで気持ち良さが増せば、「魔法」の効果をより確実にします。

このジャイロコンパスに欠かせないのが、「プレセッション」と呼ばれる原理です。身近なところでは、自転車の走行中、車体を傾けた方向に車輪が曲がろうとするのが「プレセッション」の原理です。コマのような回転体に顕著に表れる現象で、勢いが落ちてきたコマがフラフラと首を振る時、その首振りの方向はコマの回転方向と関係しています（73頁図を参照）。

ここで予備知識として、コマの回転方向の表し方を覚えておきましょう。これは、一般的な右ネジの回転方向と進行方向の関係性と共通するため、分かりやすいでしょう。

あなたが右利きで、コマを上から見て右回りに回したとします。その時、回転ベクトルという見えない矢印がコマから地面（あるいはテーブルなど）に向かって伸びています。この矢印が国際的に決まりとなっています。回転方向について、どちらから見て右回りとか言わずに、一本の矢印で表せるので便利です。

反対に、コマの回転方向を上から見て左回転にしたら、回転ベクトルの見えない矢印は地面（あるいはテーブル）から上に向かって伸びているように図示します。

プレセッションの原理を使って体を動か

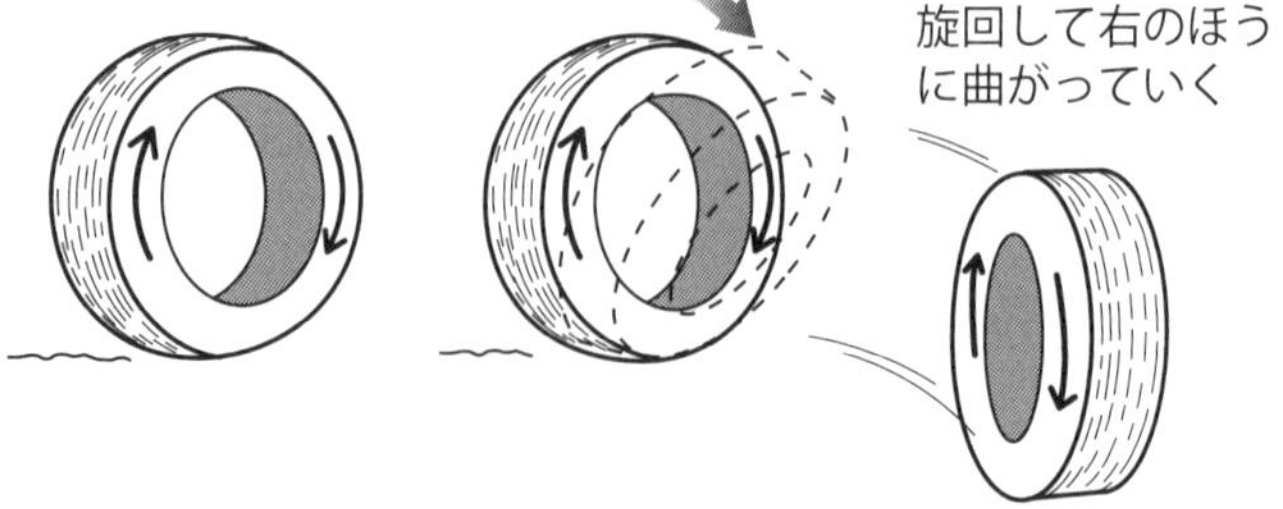
右に倒れそうになると
タイヤは右回りに
旋回して右のほう
に曲がっていく

転がっているタイヤは、傾いた方向に曲がろうとする。

これが「プレセッション」の原理。コマはこのタイヤの右側を上として考えると分かりやすい。

右回りのコマを倒そうとすると、どちら向きに倒れるか

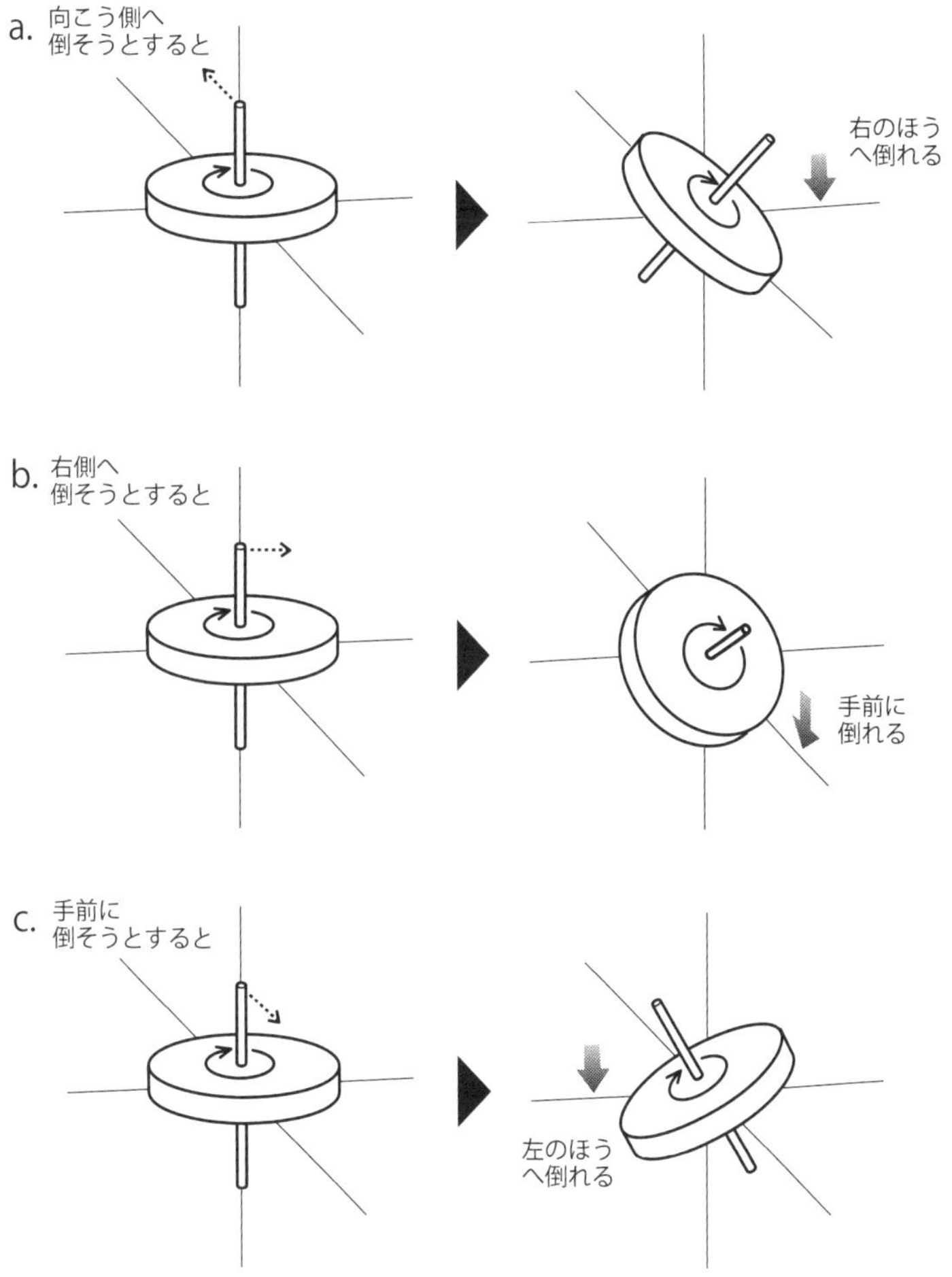

すことで、機能姿勢を真っ直ぐな姿勢へと自由自在に変えられます。それだけで体調が良くなります。
コマの軸が最初に傾いた方向と違う方向へ向かう理屈については、細かく説明しだすと少し複雑になりますので、本書では具体的なやり方のみをイラストで説明します（既刊『自然法則がカラダを変える！ 三軸修正法』に詳しい説明があります）。

ここで、魔法を行う時の心得を今一度復習しておきましょう。

①これらの魔法は「現象としての痛み」を消すものだと理解すること
②その魔法の発想の元になった理屈に感心すること
③生命の力を認めて、機嫌良く実行すること

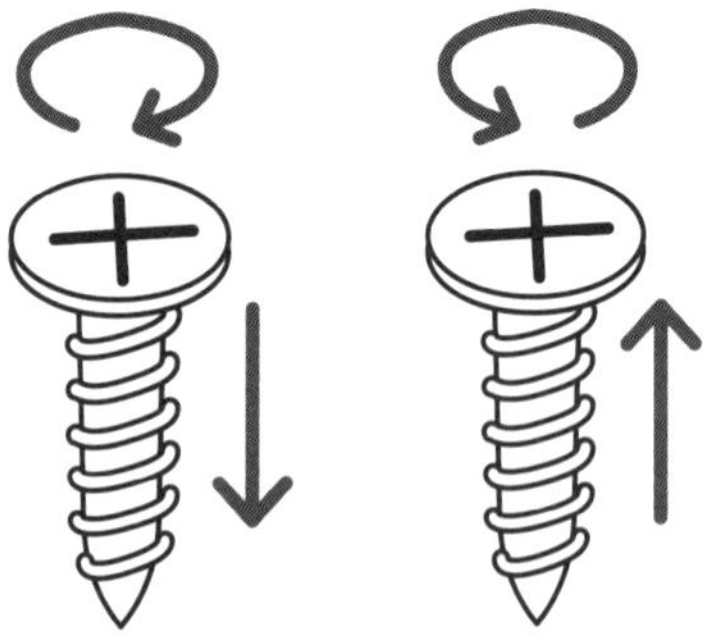

右ネジの回転方向と進行方向の関係性。右回りに回すと、回転ベクトルは尖端方向に向かう。

プレセッションの原理に、ただただ「すごいなあ！」と感動してください。生命の力とは、何万年もの間、私たち人間を一代も途切れることなく繁栄させてきた力のことです。素直に尊敬するに値することだと思います。機嫌良く実行することにも生命の力を敬い感謝する気持ちが含まれています。魔法を使う時、この力なくしては「現象としての痛み」を取り除けません。

◎前に曲げやすくする

まず事前に、体を前後に曲げてみて、どの程度の柔らかさか（前に曲げにくいのか、後に曲げにくいのか）を確かめておいてください。

後に反った姿勢を楽に感じていて、前屈みしにくい人がいたとします。ふんぞり返った姿勢でいれば楽でも、それでは学校や職場で不都合です。その場合、適度に前に曲げやすく調整することで、ちょうど真っ直ぐな姿勢を楽な姿勢にしていきます。

前に曲げやすくする（プレセッションの原理）

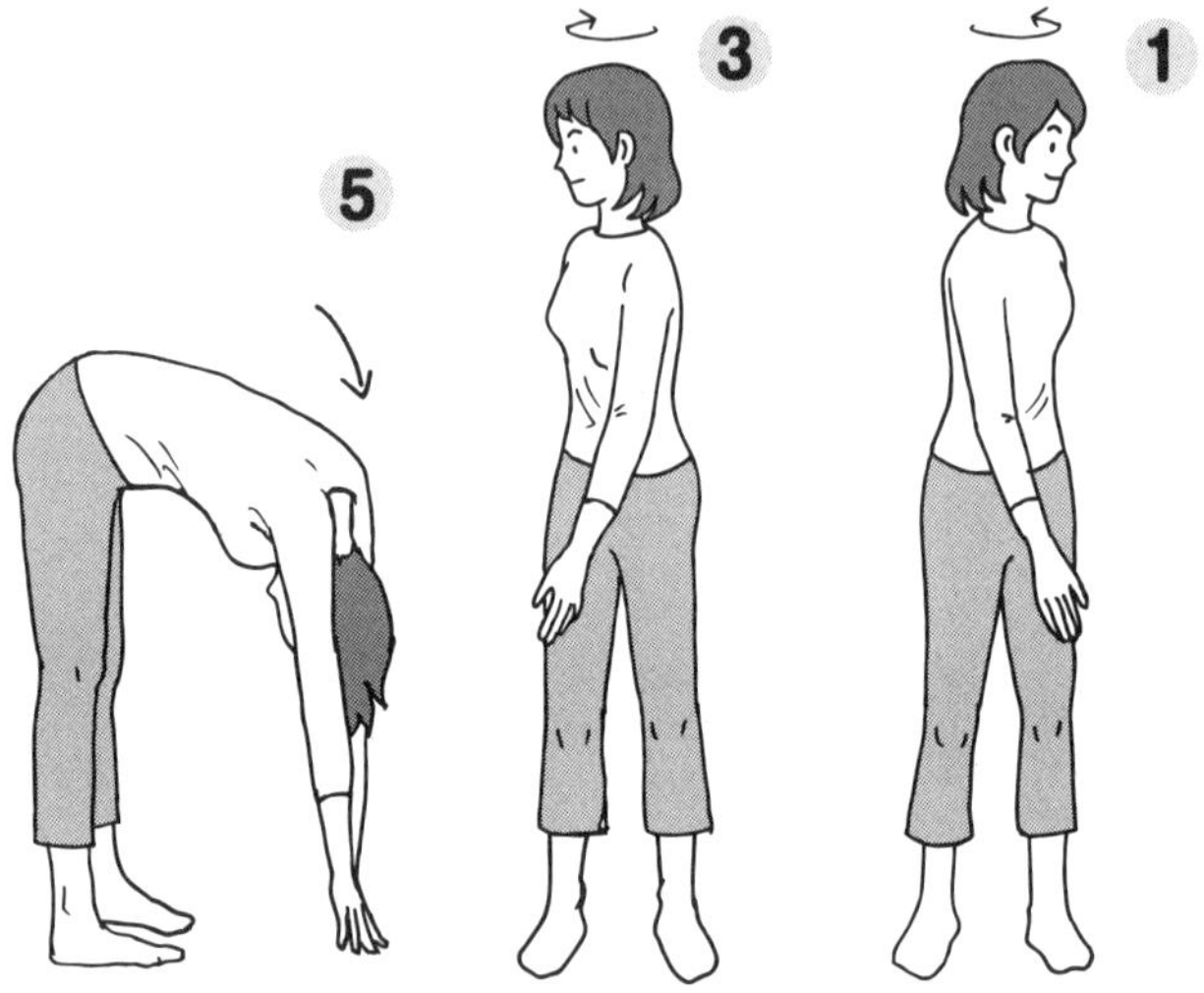

①体を左に捻って、
②右に曲げる（右肩を少し落とす）。
③続けて体を右に捻って、
④左に曲げる（左肩を少し落とす）。
※両肩が水泳のクロールのように8の字を描く。
⑤すると、前に曲げやすくなる！

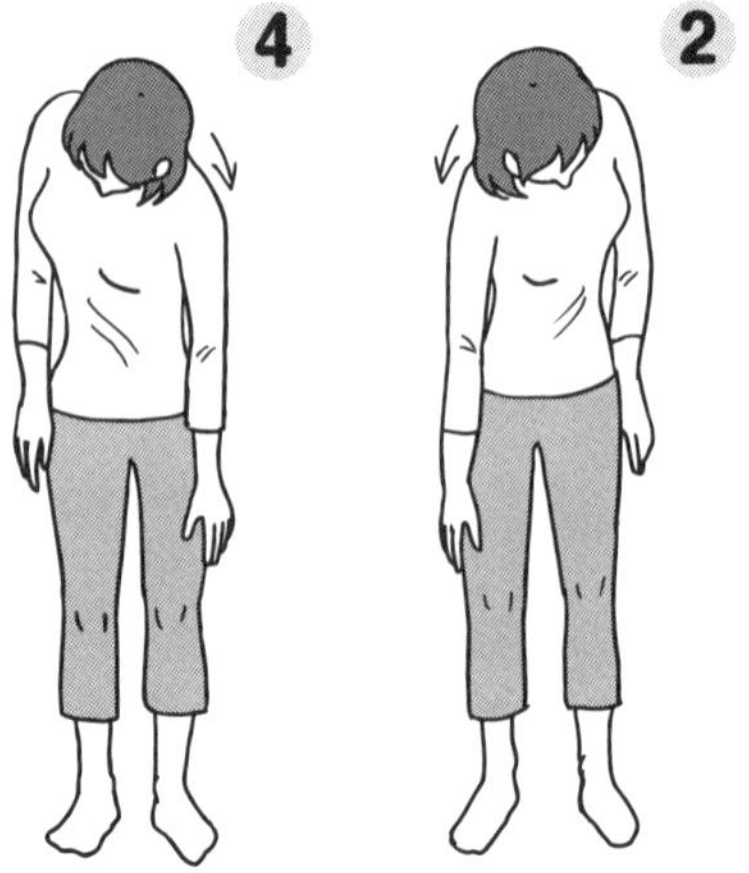

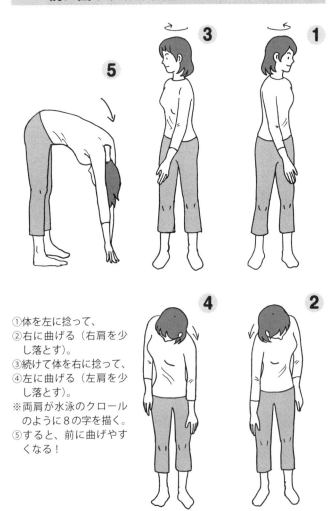

プレセッションの原理を使うと、イラストのような動きになります。早速、自分で試してみましょう。

◎後に曲げやすくする

前屈みの姿勢を楽に感じていて、後に反りにくい人は、適度に後に曲げやすく調整することで、ちょうど真っ直ぐな姿勢を楽な姿勢にしていきます（78頁図）。

いかがでしょうか。このようなプレセッションの原理を使った方法は、全国の三軸修正法を学んだ治療家が30年にもわたって使っている方法ですから、安心して効果を確かめてください。

それではもう一度前後に体を曲げて、先ほどと動きやすさを比べてください。面白がって試せたなら大丈夫です。体を曲げにくかった方向にも曲げやすくなっているはずです。

後に曲げやすくする（プレセッションの原理）

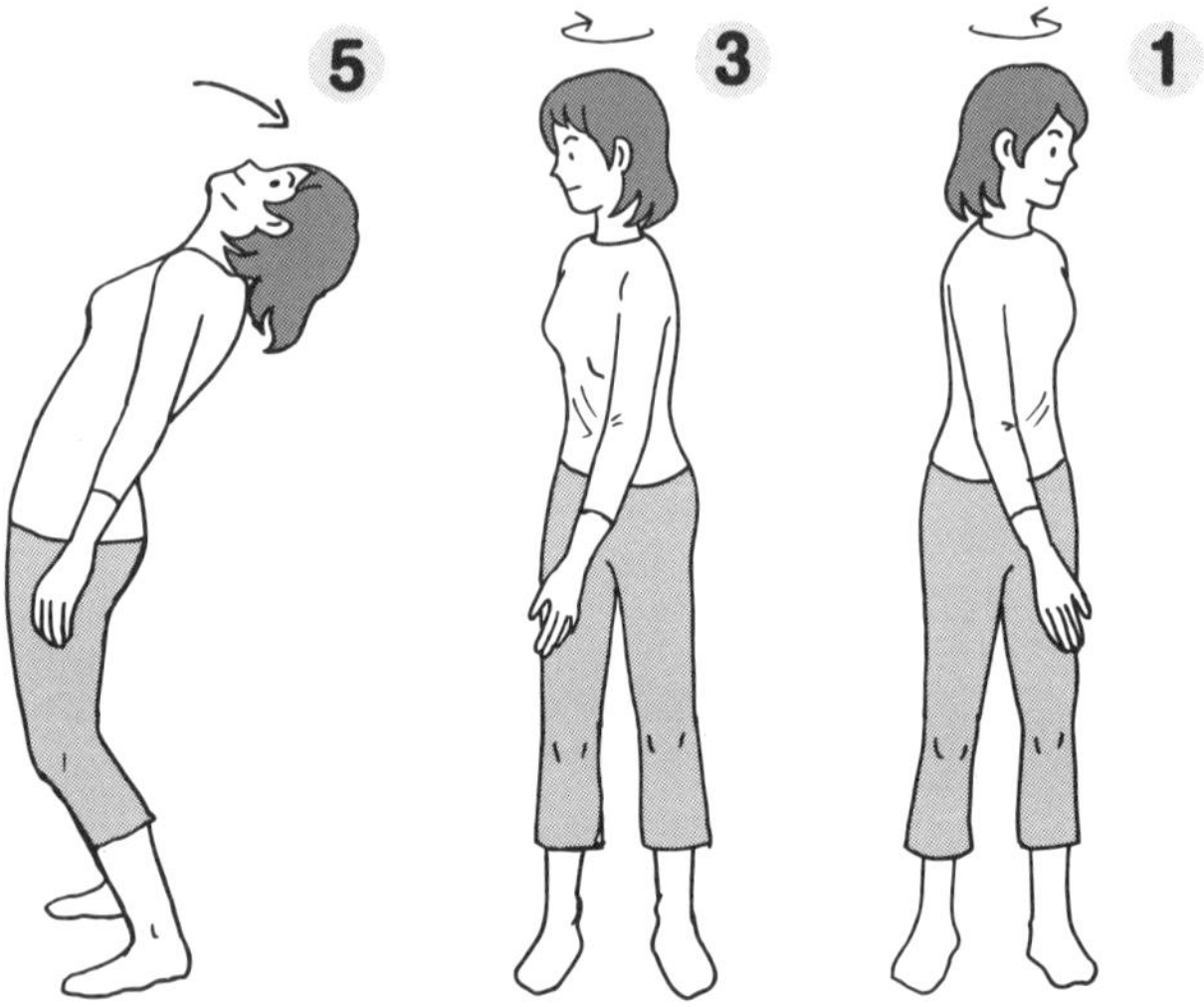

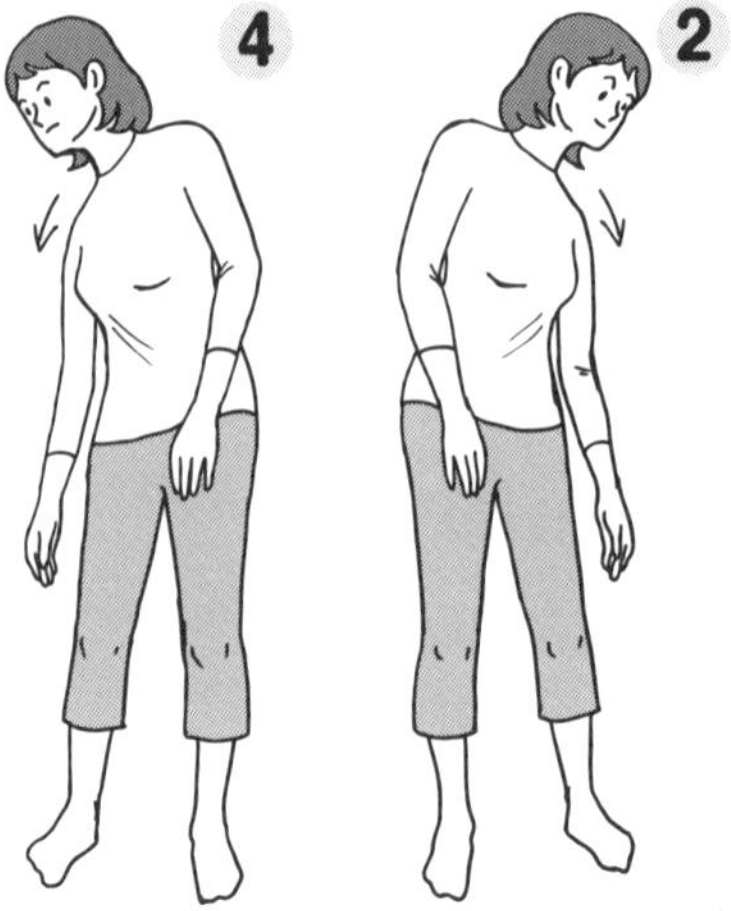

①体を左に捻って、
②左に曲げる（左肩を少し落とす）。
③続けて体を右に捻って、
④右に曲げる（右肩を少し落とす）。
※両肩が背泳ぎのように8の字を描く。
⑤すると、後に曲げやすくなる！

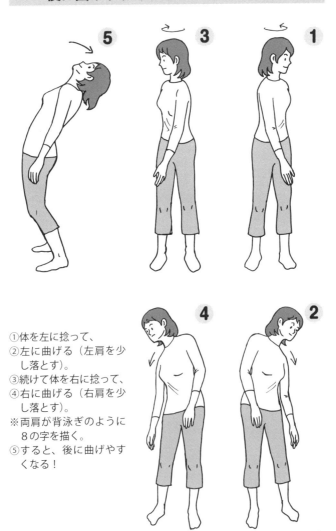

◎左に曲げやすくする

次は、左右への体の曲げやすさを修正しましょう。

左と右に体をゆっくり倒してみた場合、どちらが倒しにくいですか？　多くの人は左右の柔軟性に差があります。

左に曲げにくい人は、適度に左に曲げやすく調整することで、ちょうど真っ直ぐな姿勢を楽な姿勢にしていきます（80頁図）。

◎右に曲げやすくする

右に曲げにくい人は、適度に右に曲げやすく調整することで、ちょうど真っ直ぐな姿勢を楽な姿勢にしていきます（81頁図）。

左に曲げやすくする（プレセッションの原理）

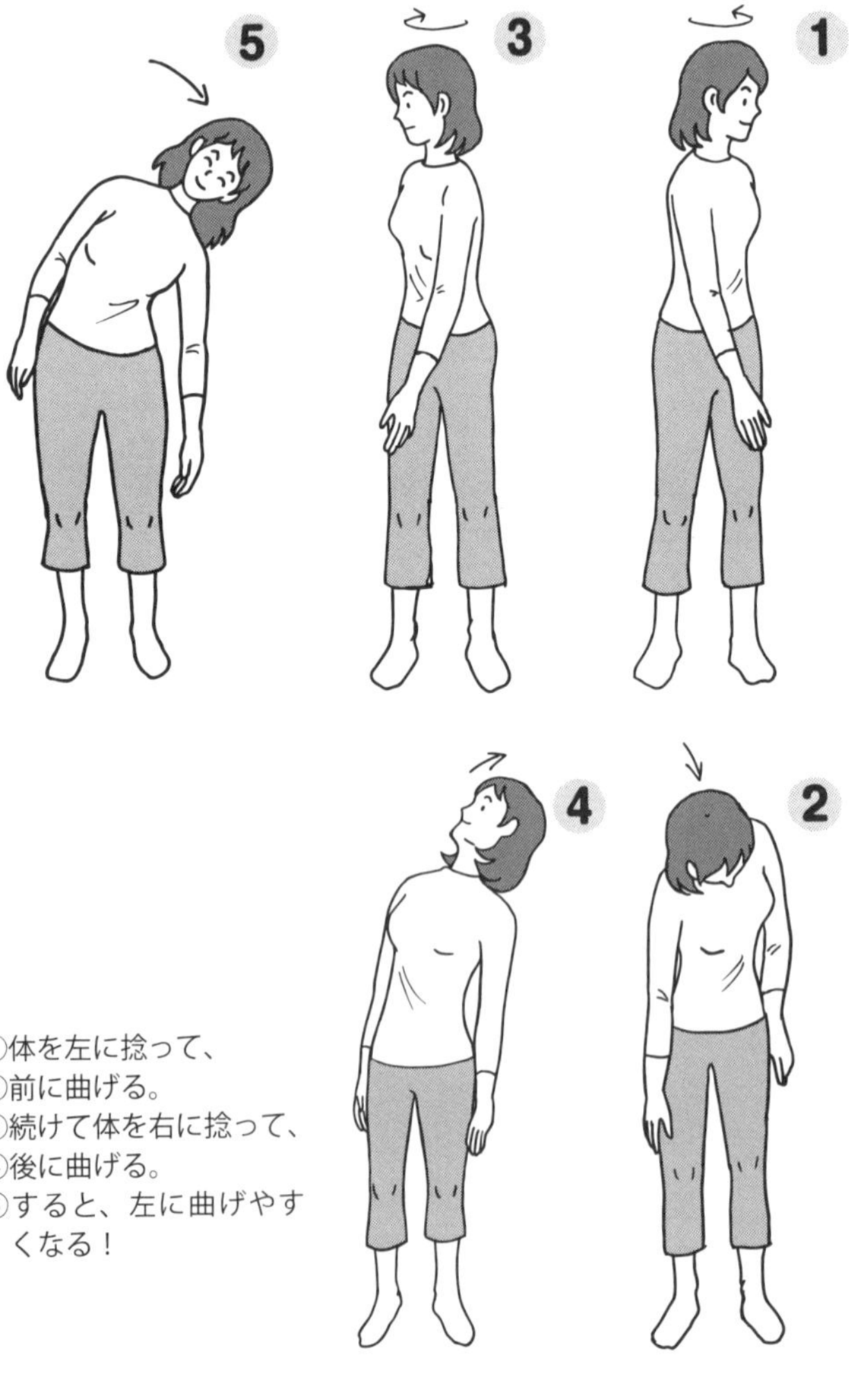

①体を左に捻って、
②前に曲げる。
③続けて体を右に捻って、
④後に曲げる。
⑤すると、左に曲げやすくなる！

右に曲げやすくする（プレセッションの原理）

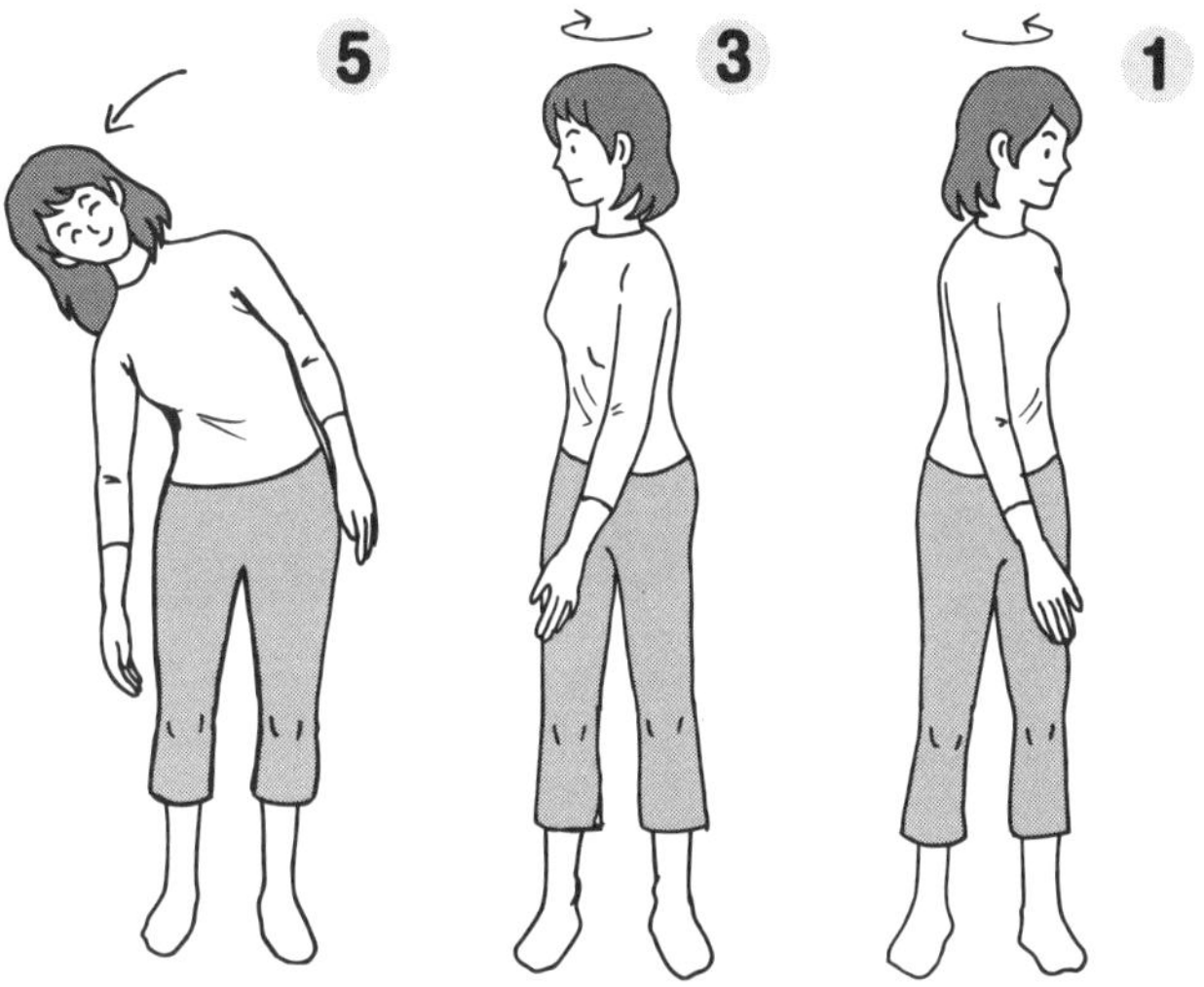

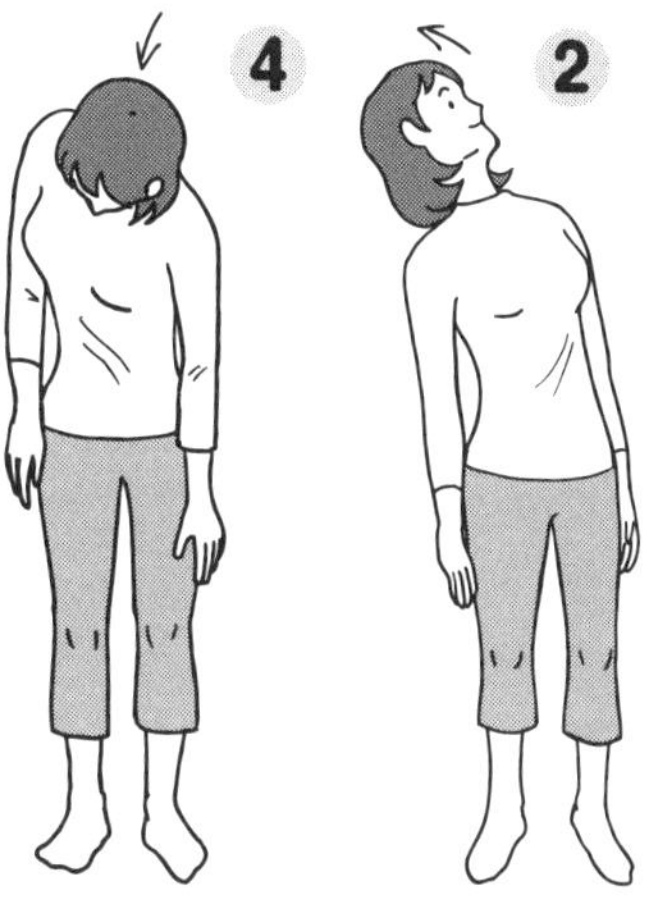

①体を左に捻って、
②後に曲げる。
③続けて体を右に捻って、
④前に曲げる。
⑤すると、右に曲げやすくなる！

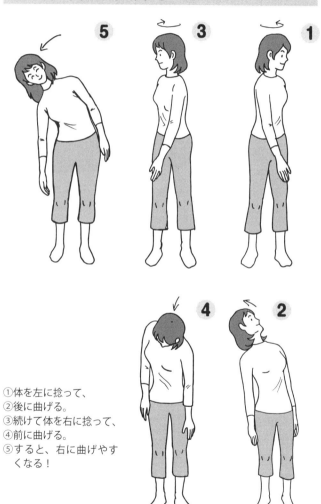

◎左に捻りやすくする

最後に、左右への体の捻りやすさを修正しましょう。

左と右に体を捻ってみた場合、どちらが捻りにくいですか？　多くの人は左右の柔軟性に差があります。

左に捻りにくい人は、適度に左に捻りやすく調整することで、ちょうど真っ直ぐな姿勢を楽な姿勢にしていきます。

◎右に捻りやすくする

右に捻りにくい人は、適度に右に捻りやすく調整することで、ちょうど真っ直ぐな姿勢を楽な姿勢にしていきます（84頁図）。

左に捻りやすくする（プレセッションの原理）

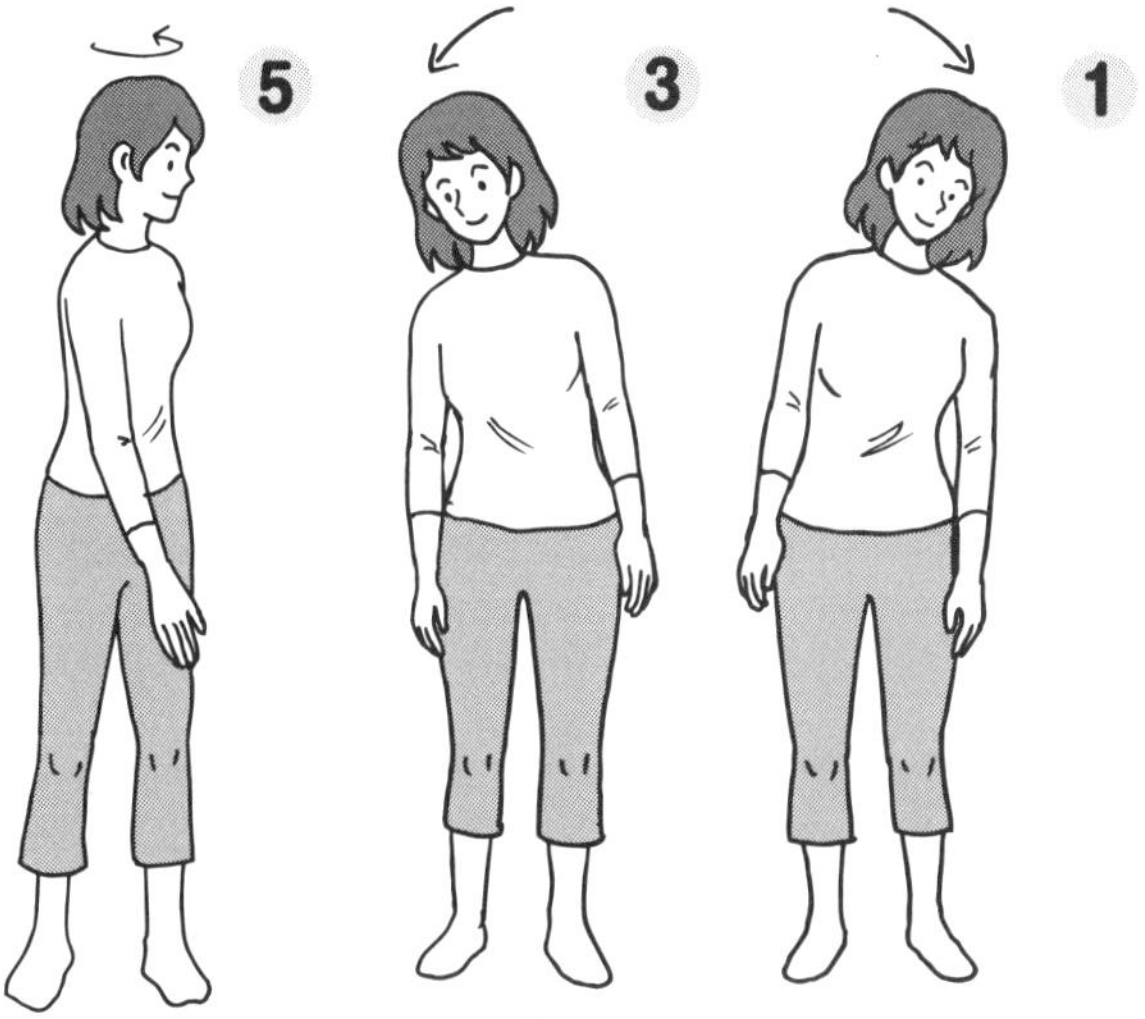

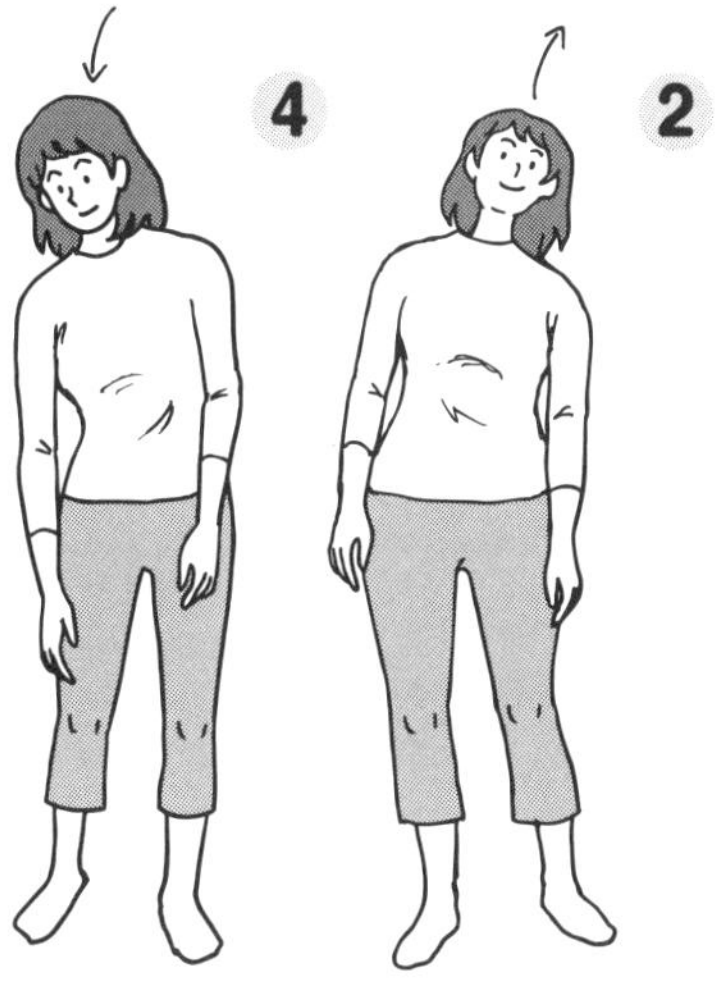

①体を左に曲げて、
②後に曲げる。
③続けて体を右に曲げて、
④前に曲げる。
⑤すると、左に捻りやすくなる！

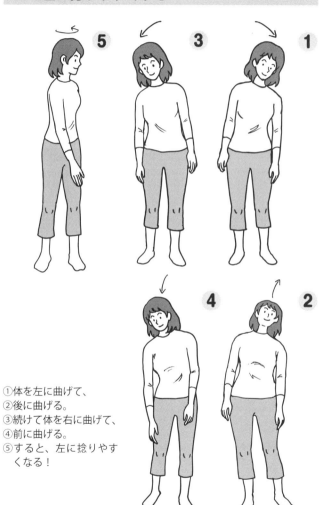

右に捻りやすくする（プレセッションの原理）

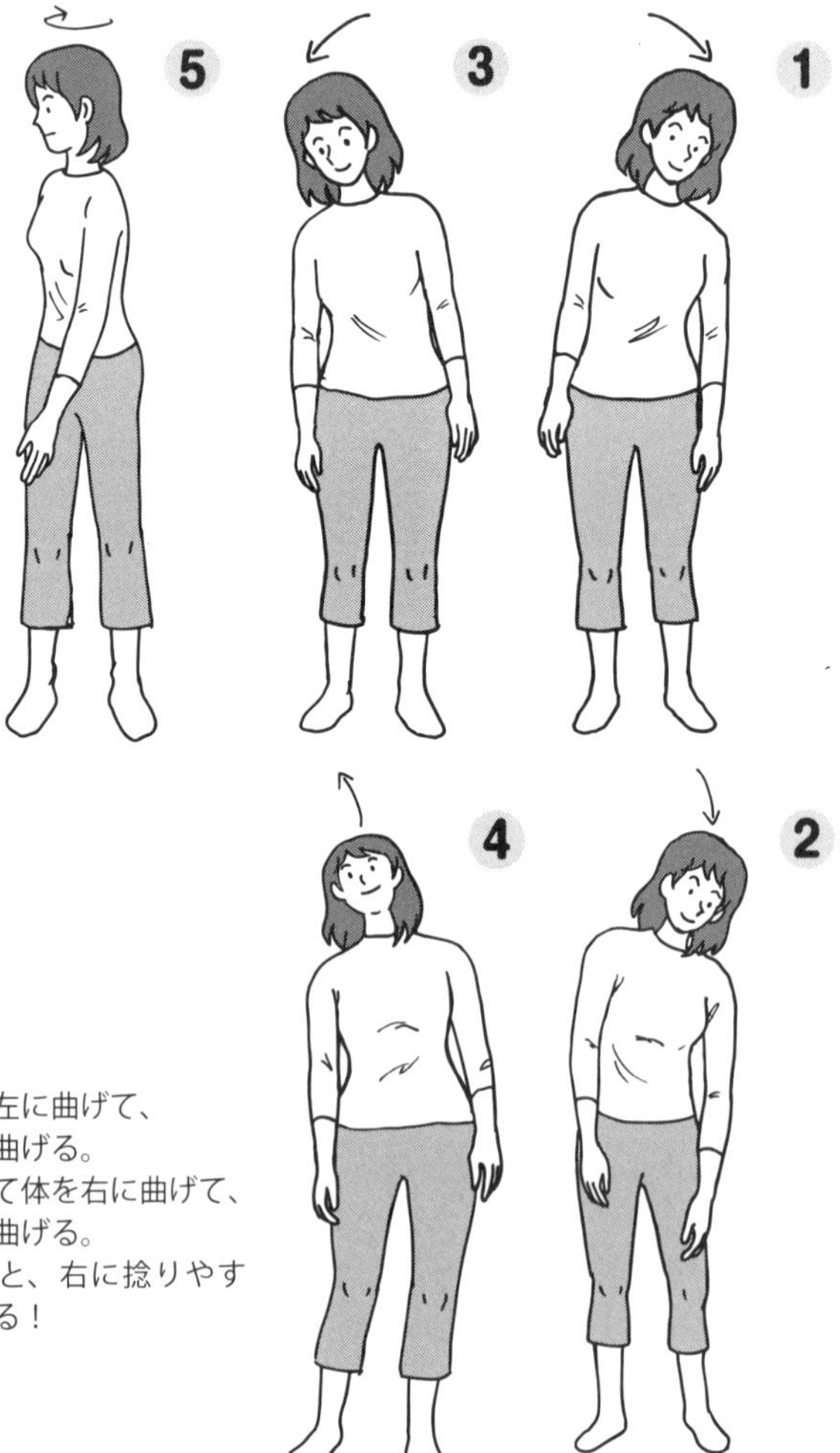

①体を左に曲げて、
②前に曲げる。
③続けて体を右に曲げて、
④後に曲げる。
⑤すると、右に捻りやすくなる！

ここまでで、前後の曲げ、左右の曲げ、左右の捻りの動きを修正しました。前後左右の動かしやすさの差が小さくなって、真っ直ぐな姿勢を取ることが楽に感じるようになったでしょう。それだけ社会で生きていくのに都合が良い、健康状態になったということです。

修正後は、きっと呼吸が楽になったと思います。そして目の前が明るくなり、地にしっかりと足が着いた感じもするのではないでしょうか。体のどこかに痛みがあった場合は、かなり和らいだことに気づくはずです。他の魔法も同じように「現象としての痛み」の解消に効果を発揮します。

万有引力の法則を使う

◎近くの人の姿勢につられる

この地球は重力に支配されています。地上にあるものには等しく、地球の質量によって9・8m／秒^{2}という重力加速度がかかっています。これは、空中で野球ボールから手を放すと、1秒後には秒速9・8mに達するということです。空気抵抗などの複雑な要因を考えなければ、単純に2秒後には秒速19・6mになります。これは凄まじい引力です。これによって、私たちはジャンプしてもすぐに地上に落ちてしまいます。

引力というと、重力以外に思いつかない人も多いかもしれません。しかし実際は、質量を持っているものなら全てがお互いに引き合っています。人間同士がお互いに引き合っている万有引力の大きさは、下記の通りです。

引力［N］＝G×物体1の質量×物体2の質量／距離^2

つまり、Gと二つの物体の質量を掛けて距離の二乗で割ります。Gは万有引力定数（G＝6・672×10^{-11}）といい、とても小さい数値です。

人間の重さを二人とも60kgとし、1m離れて立っているならば、引力の値は2・4×10^{-8}［N］です。単位はニュートンで、中学で教えられている通り1N＝100gぐらいだとしても、これはあまりにも小さくて、グラニュー糖の砂糖一粒にもならない

万有引力

$$F = G\frac{Mm}{r^2}$$

F：引力
G：万有引力定数（6.672×10^{-11}）
M：太陽の質量
m：惑星の質量
r：円軌道の半径（惑星と太陽の距離）

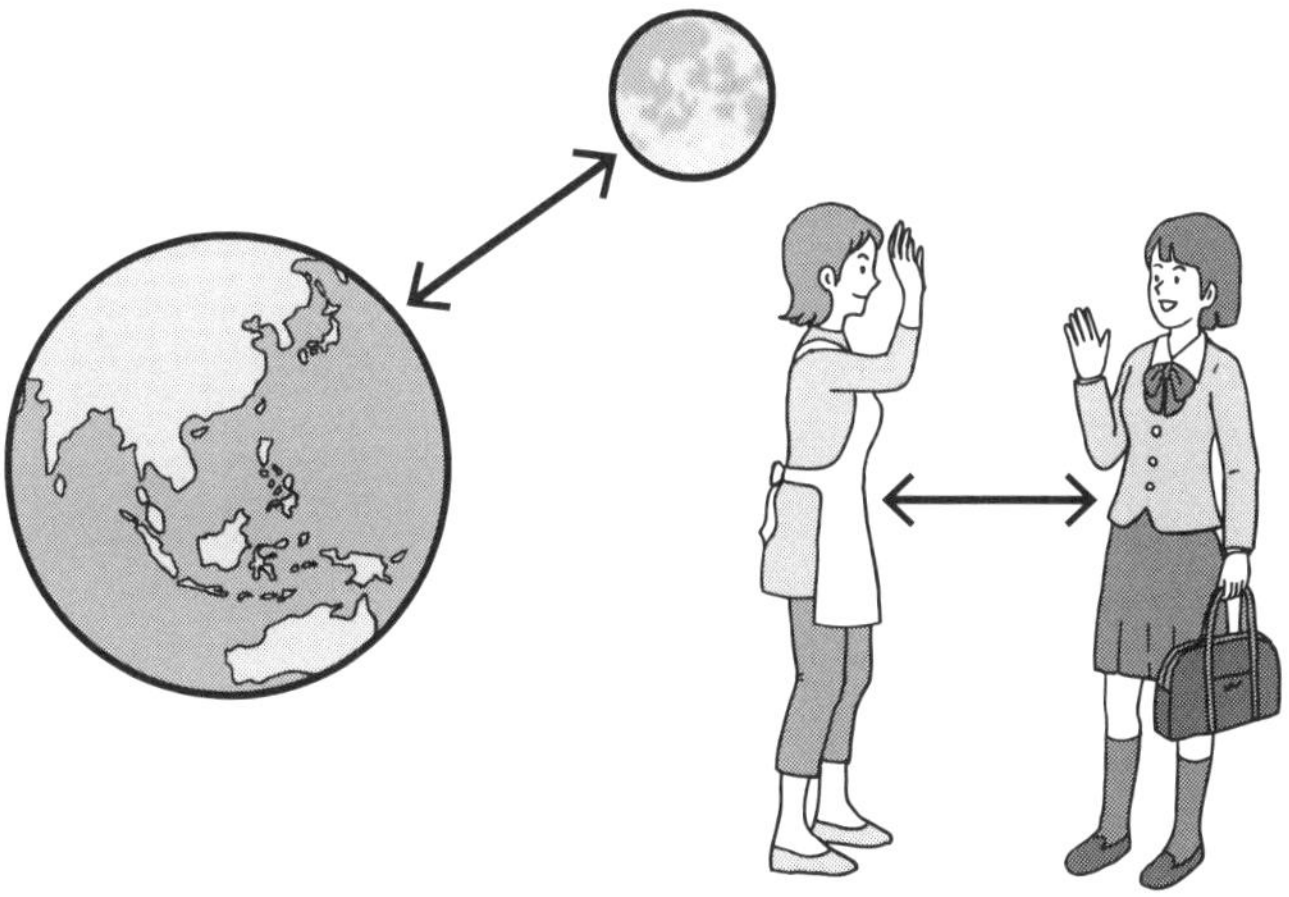

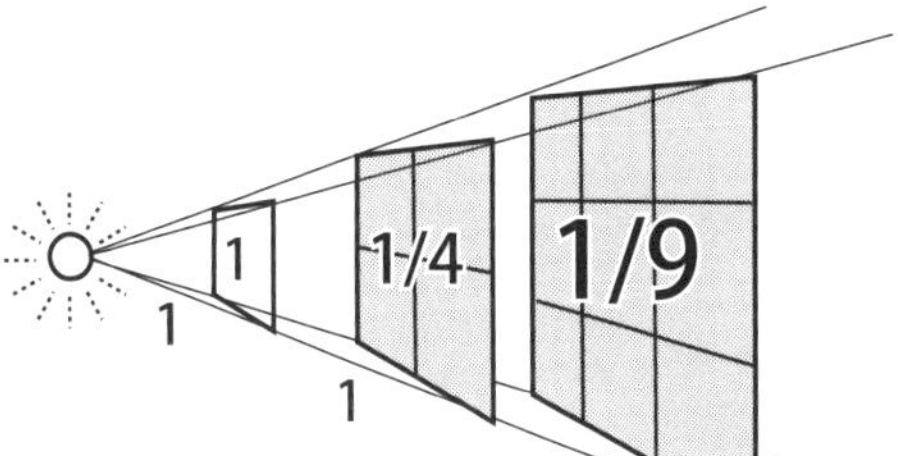

引力は距離の二乗に
反比例する

ほどです。惑星と比べると、人間同士の質量は圧倒的に小さいのです。しかし、お互いに引き合っている力があるのは確かなことで、実験してみると一目瞭然です。

確かにお互いに引き合っていると思って、次の実験をしてみてください。

誰か一人に協力を頼み、あなたの1・2mぐらい後に立ってもらってください。そして、あなたは自分の体を後に反らせて、どのくらいまで反れるのかを確認します。次に、後に立っている人にしゃがんでもらってください。

すると、あなたの体がそれにつられて、反りやすく変化してしまいます。

いかがでしょうか。かなり変化があったのではないでしょうか。このように、相手や他のものと引き合っているような現象は確かに起きます。

その時、体全体だったらある程度の質量がありますが、体をとても小さな粒々に見立てているのなら、ほんのわずかな引力でも引かれて方向ぐらいは変わるかもしれま

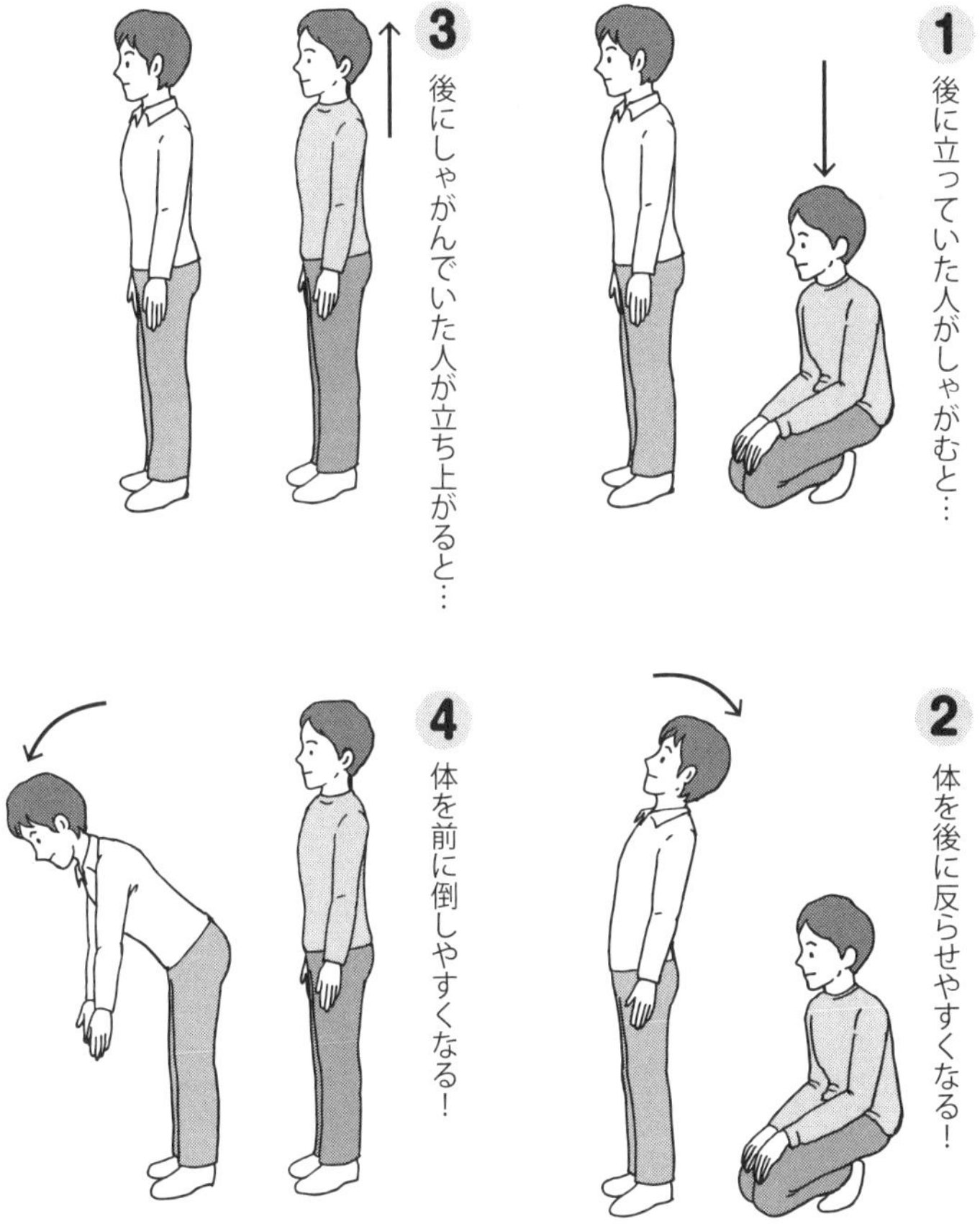
1
後に立っていた人がしゃがむと…
2
体を後に反らせやすくなる！
3
後にしゃがんでいた人が立ち上がると…
4
体を前に倒しやすくなる！

せん。とにかく、引き合っているような現象が起きます。

次に、あなたの背中側に相手の人がしゃがんでいる状態で、あなたの前屈のしやすさを確かめておきます。

そして、しゃがんでいる相手に立ってもらいましょう。

さて、前屈がどのくらいしやすくなったか確かめてください。かなり前屈しやすくなったことでしょう。

このように、相手の動きにつられるように自分の「楽な姿勢」は変化しています。

この、お互いに引き合っているという実験は、最初は近い距離で試してください。相手の状態にどうしても影響を受けると思います。しばらく繰り返すと、これを利用した魔法が、あなたの経験の中に確固たる場所を得ることでしょう。

日常生活でも、周りの人が立ったり座ったりする状況はよくあります。その度にお互いに影響を受けていることになります。それでもほとんどの場合は「健康ゾーン」の中に収まっているので、何も問題はありません。

　さて、この引力を使った魔法を、部屋の隅と隅で離れて行ってみてください。かなり離れても、同じことが起きるようです。

　万有引力の式からすると、距離が離れれば、その二乗に反比例して効果がなくなるはずです。距離が１ｍから２ｍになれば、引き合う力は１／４になり、５ｍだと１／25の力しか働かないことになります。しかし実際には、かなり離れても「楽な姿勢」は相手の人の動きにつられることが分かります。

　そこにどんな原理が働いているのかは考えないでください。私たち大人はついうっかり、原理が分からなければ効果もないと考えがちです。本書はそのようなものの考え方に警鐘を鳴らしています。原理が分からないまま、効果が出る方法は身の回りにたくさんあります。それが、ありのまま見るということなのだと思います。

　この健康魔法は、人工衛星を打ち上げたりするのではないので、原理は分かる必要がありません。この方法がしっかり使えるのなら、それで充分なのです。

◎近くの人の回転につられる

もう一つ、お互いに引き合っている魔法を試しましょう。

「試しましょう」とは言いましたが、魔法が間違っているかどうかテストするという立場ではうまくいきません。子供のように「丸ごと受け入れる力」を取り戻し、初めてのことでも当然できると信じて行動します。すでに頭が錆びてしまった大人にとって、難しいのはこの部分です。

究極の奥義は、「あれこれ考える前に、いきなりやってみる」という態度です。ある宗教の本に「フッと想うは神の心、あれこれ想うは人の心」と記されていました。まさしく至言です。

先ほどのように、相手にしゃがんでもらって柔軟性が変化する方法を使うと、左右に体を倒した時の調整も同様にできます。そこで今度は、左右に体を捻った時の左右差を調整しましょう。

あなたと同じ方向を向いて、相手の人に後ろに立ってもらってください。そしてあなたは、左右に体を捻った時の左右の違いを確認しておきます。ほとんどの場合、左右で多少の差があると思います。

あなたが左に捻りにくい場合、相手には右方向に一周回ってもらってください。あなたが右に捻りにくいなら、相手には左方向に一周回ってもらってください。

ここで、噛み合った歯車をイメージしてみましょう。人間が他の人の捻り方向につられる時、その方向は歯車の関係です。相手が回転した向きと反対向きに、あなたはつられるのです。

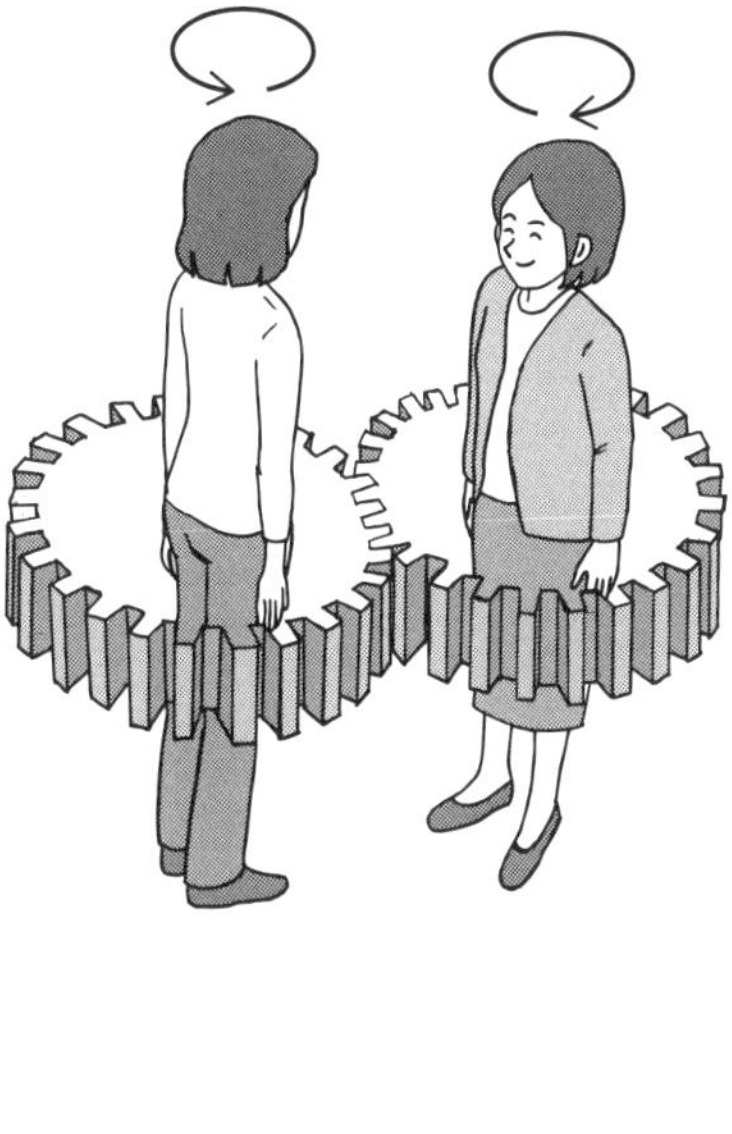

近くにいる人が右回りに回転すると、自分は左回りに回転しやすくなる！　その関係性はまるで噛み合った歯車のよう。

さて、真っ直ぐ向き直ってから、再度、左右への体の捻りやすさを比べてください。きっと最初に向きにくかったほうが楽になったと思います。

これらの魔法で何が起きているのかは、実際誰にも分かりません。しかし、それらを重力や歯車に関連づけると、とてもイメージしやすく、確かな効果が出ます。

このように、身の回りのできるだけ簡単な現象や法則に当てはめて解説しています。私が特に好きなのは、中学と高校レベルの理科や物理の簡単な法則です。これらは間違いなく、実生活から見出された法則性だからです。

数字を使う

◎6つの修正方向に数字を割り当てる

プレセッションの原理を使った方法は、物理法則を元にした方法なので、あまり魔法のように感じられなかったかもしれません。

次の魔法は、プレセッションの原理を使って体を動かす必要が一切なくなる方法です。プレセッションでの、それぞれの修正方向に番号（数字）を割り振ります。

1. 体を前に曲げやすくする
2. 体を後に曲げやすくする
3. 体を左に曲げやすくする
4. 体を右に曲げやすくする
5. 体を左に捻りやすくする
6. 体を右に捻りやすくする

この一覧は覚えるのも簡単です。「1」～「4」の順に前後左右の曲げ、「5」「6」は左右の捻りです。

この「1」～「6」の数字は手順を表しているのではなく、それぞれ一つずつの数字に、体の調整方向を割り当てて、記号化したものです。

さて、この「1」～「6」までの数字と各項目をもう一度よく見てください。次のように声に出して読むと、なお良いでしょう。

「1」という数字は、体を前に曲げやすくする記号です。
「2」という数字は、体を後に曲げやすくする記号です。
「3」という数字は、体を左に曲げやすくする記号です。
「4」という数字は、体を右に曲げやすくする記号です。
「5」という数字は、体を左に捻りやすくする記号です。
「6」という数字は、体を右に捻りやすくする記号です。

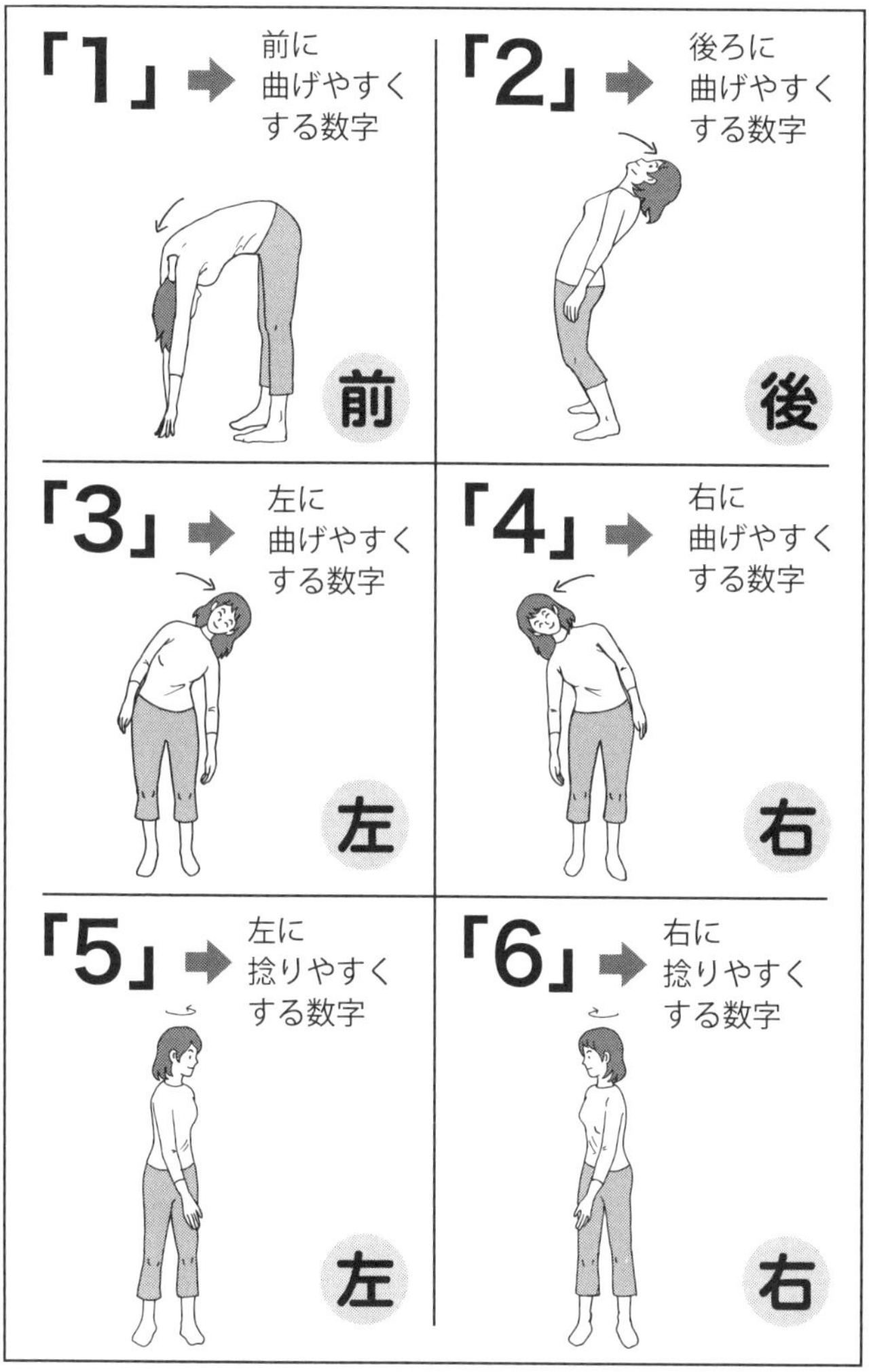
「1」
前に
曲げやすく
する数字
前
「2」
後ろに
曲げやすく
する数字
後
「3」
左に
曲げやすく
する数字
左
「4」
右に
曲げやすく
する数字
右
「5」
左に
捻りやすく
する数字
左
「6」
右に
捻りやすく
する数字
右

すると、不思議なことが起こります。それぞれの数字を唱えることで、体を望んだ方向へ修正できるようになるのです。

数字ではなくアルファベットで割り当てても良いのですが、言語と関係なく数字なら世界共通です。これは「三軸修正法」の数字だと思って使うと、体の修正法になるのです。つまり「三軸修正法」が、この修正機能を発揮させるパスワードとなります。しかし、毎回「三軸修正法」と唱える必要はありません。楽な姿勢と真っ直ぐな姿勢との違いを修正する用途なら、この記号は今から修正法の呪文として機能するのです。

それでは、試してみましょう。

今、立っていても座っていても良いので、体を後に反らせてみて、どのくらいまで反らせるか覚えておいてください。

体を反らせやすくする数字は「2」でした。心の中ででも、声に出しても良いですから、はっきり「2」と言ってください。面白がって機嫌良くやってみることが大切です。

まだ何秒も経っていませんが、もう一度体を反らせてみてください。どうでしょう。先ほどよりも、後ろに反らせやすくなったのではありませんか？

うまくできた人は、もう他の数字も自分の体を変化させるために使えるようになっています。

「1」〜「6」の数字に体の修正方向を割り当てた一覧をもう一度見てから、今度は左右の曲げと左右の捻りも試してみましょう。

左右に体を曲げてみて、右に体を曲げにくいならどの数字を選べば良いでしょうか。

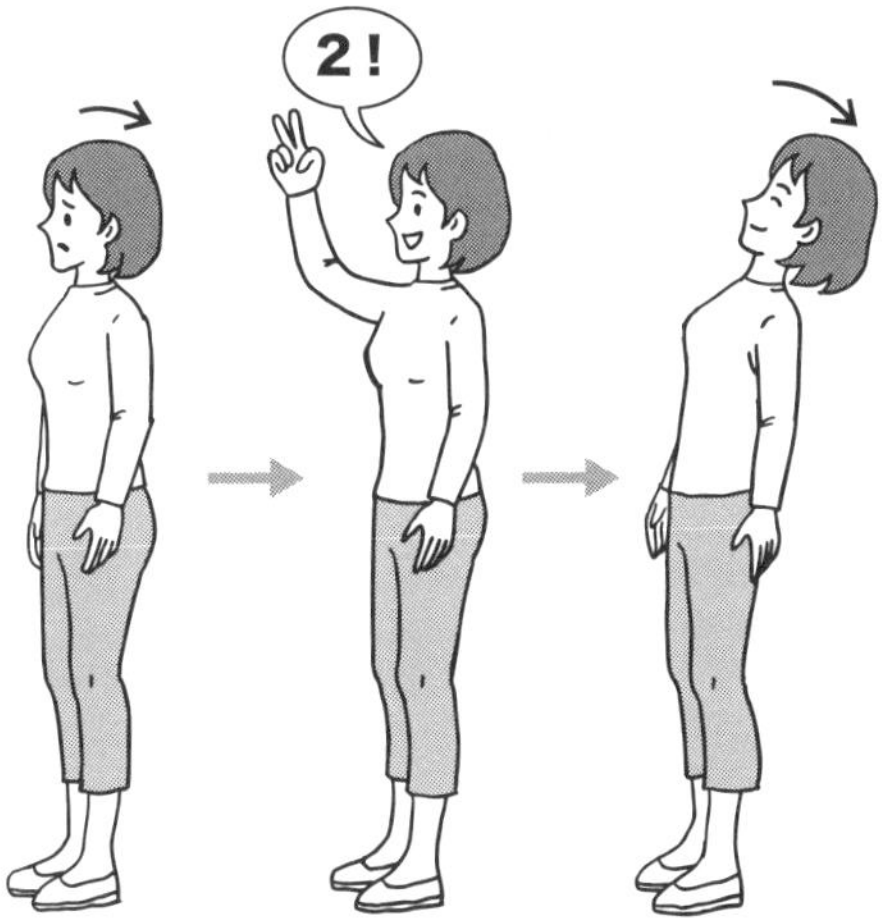

『「2」という数字は、体を後に曲げやすくする記号』と覚えたら、もう「2」と唱えるだけでOK！

右に曲げやすくする魔法の数字は「4」です。それでは「4」と言ってみてください。いかがでしょうか？　不思議なことに右に曲げやすくなっています。

次に、左右に体を捻ってみて、左に捻りにくいならどの数字を選べば良いでしょうか。左に捻りやすくする魔法の数字は「5」です。それでは「5」と唱えてください。これだけで、左に捻りやすくなったことでしょう。

◎数字が勝手に選ばれる！

ここまでで魔法の効果を出せた人は、とても素直で、子供が持っている力を大人になっても発揮できている人だと思います。きっと日常の生活も楽しさに溢れている人なのではないかと思います。体を整える魔法には、大人の理屈はありません。ここからもっと驚くべき魔法を紹介しますので、ぜひ子供心を全開にしましょう。

ここから、数字の魔法が次の段階に進みます。体の調整を「1」～「6」までの数字でやってしまうという数字の魔法。それだけで驚きなのに、本書の魔法ではまだまだ序の口です。

それでは、「1」〜「6」の数字に体の修正方向を割り当てた一覧を、もう一度見直してください。先ほどは、この中から数字を一つ選んで唱えたはずです。これらの数字が役立つと分かった人には、次のステージが待っています。

まず、相手の楽な姿勢が「真っ直ぐな姿勢」とどのように違っているのかを確かめます。例えば、「真っ直ぐな姿勢」よりも少し前に傾いていて、左に傾いていて、左に捻られているというようなことを調べます。

そして、「1」〜「6」の数字がそれぞれの体の修正法になっていることを知っているあなたは、次のことを試してください。

三軸修正法に使うことをイメージして「自分に適切なものを選べ」と言って「1、2、3、4、5、6」と命じます。

これだけです。どの数字を唱えるべきかと考えることも一切なく、相手の体を都合良く変化させられます。もう一度確認すると、相手は楽な姿勢が「真っ直ぐな姿勢」

と一致してきたのではないでしょうか。

一つ一つの数字で体の修正ができた人なら、「1」～「6」までを唱えただけでも同じことができてしまったと思います。これはとても楽です。これで不思議なことに、肩や腰の調子も良くなったりします。

すでに意味を知っている「1」～「6」の数字を意識的に選ばなくても、体は分かっているのかもしれません。この魔法を知らない人には何の意味も持たない数字ですが、一度知ると無意識の中で効果が出るようになっているのです。

私たちの体は、そんなことで変化してしまう不思議なもののようです。本書の魔法はどれでも「現象としての痛み」が消えま

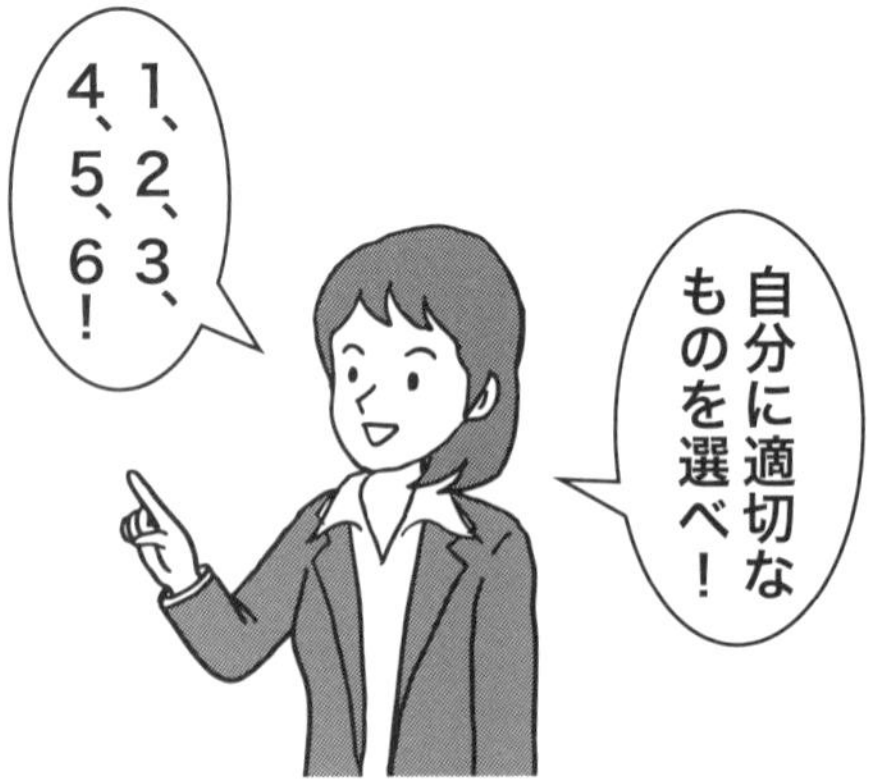

「1」～「6」の数字がそれぞれの体の修正法になっていることを知っていれば、「適切なものを選べ！」と命ずるだけで効果あり！

すが、何がどう作用しているかはきっと永遠に分からないでしょう。

◎名前を数字化して√を開く

数秘術という言葉はご存じでしょうか。数による占いのことですが、その基本原理として一つ一つの数には特別な意味があると考えます。また、この宇宙の全てのもの（人間も含め）は、「数の法則」によって秩序づけられ、支配されているとみなします。

まず自然数には0（ゼロ）がありませんでした。10の一桁目の0は、1が十の位を意味するための空白の代わりをしています。

次頁下の表の2行目から、十の位の数字と一の位の数字を足してみてください。10なら1＋0＝1となり、18なら1＋8＝9で、一番上位の一桁の数字と同じになります。29の場合は2＋9＝11で、11は1＋1＝2ですから、やはり一番上の1から9までの一桁の数字と同じになります。この1〜9のナンバーが、全ての自然数の代表なのです。

１２３４５６という六桁の数字も、桁と関係なく数字を足してゆくと、３という数字に行き着きます。その３は、そこに行き着く自然数の全てが含まれていると考えます。

これは、世の中の人々を３６５日の生年月日から12星座にまとめてしまうのと似ています。そのような分類の仕方の一種です。

それでは、このような考え方から私たちの名前を一桁の数字にしてみましょう。次の表を使って行います。

「あ」から「ん」まで、一覧表の中の位置は縦と横の数値で表せます。三軸修正法

1	2	3	4	5	6	7	8	9
10	11	12	13	14	15	16	17	18
19	20	21	22	23	24	25	26	27
28	29	30	……					

数字の神秘！　２行目以降では、十の位の数字と一の位の数字を足すと、必ず１行目の数字になる（例「10」：1+0=1　「29」：2+9=11　1+1=2）。つまり、「１～９」の数字は全ての数字の代表となる。

では、その二つの数値を掛けて、名前の頭文字を数字にします。このように、どのひらがなも一桁の数字にできます。

例えば、「はなこ」さんの「は」は横に6番目、縦に1番目です。つまり6×1で、6という数字を持っている人になります。

「のぞみ」さんの「の」なら5×5＝25、数秘術の計算で2＋5＝7となり、7という数字を持っている人なのです。この7という数字は、「の」が持っている「面積」です。縦×横の計算で生まれた数値ですから、面積なわけです。

あなたの名前の頭文字は、1〜9のどの数字になりますか？

10	9	8	7	6	5	4	3	2	1	
わ	ら	や	ま	は	な	た	さ	か	あ	1
を	り		み	ひ	に	ち	し	き	い	2
ん	る	ゆ	む	ふ	ぬ	つ	す	く	う	3
	れ		め	へ	ね	て	せ	け	え	4
	ろ	よ	も	ほ	の	と	そ	こ	お	5

例えば「ふ」は、6×3＝18
そして 1+8=9 で「9」になる

このようにして、全てのひらがなを「１～９」の数字にできる。名前の頭文字を数字化することで、その人の数字が決まる。

このような根拠がよく分からない計算から出た数値に何の意味があるのかと、大人はつい考えてしまいます。しかし、数秘術の基本に立ち戻ってください。1〜9の数字の中には、そのメンバーになるたくさんの数値を全て含んでいるのです。

この方法では、一桁の代表ナンバーを求めました。その計算を行った人は途中経過を知っているので、代表ナンバーには元の名前を持つ人の情報が全部入っていることが分かります。

これは相当無理のある考え方だと感じる方も多いでしょうから、ここで例え話をします。

素数は数学において特別な意味を持っています。素数とは、その数自体と1以外に約数が存在しない数値で、1、2、3、5、7、11、13…、227、229、233と続きます。これは暗号技術にもなくてはならない特別な数値なのです。

ある数学者の集団が温泉に行った時、皆が素数のロッカーを選んでしまうという話を聞いたことがあります。何か「価値がある」と感じると、それに関係するものまで特別の価値を帯びるのです。この原則が体の健康にも確かに使えることを実感しましょう。

皆さんは、中学校の数学でルート（√、平方根）を習ったと思います。このルートが何を表すのかを覚えている人は、意外と少ないようです。ルートは、先に面積が決まっている正方形の一辺を、計算しないで表せる記号です。

次頁の一覧表の小数点以下の数値は、どこまでいっても終わらないため、「√○」と書けたほうが便利です。この小数点を求める方法を「開平法」といい、数値を求めることを「ルートを開く」といいます。例えば「ルート５を開く」とは、面積が５の

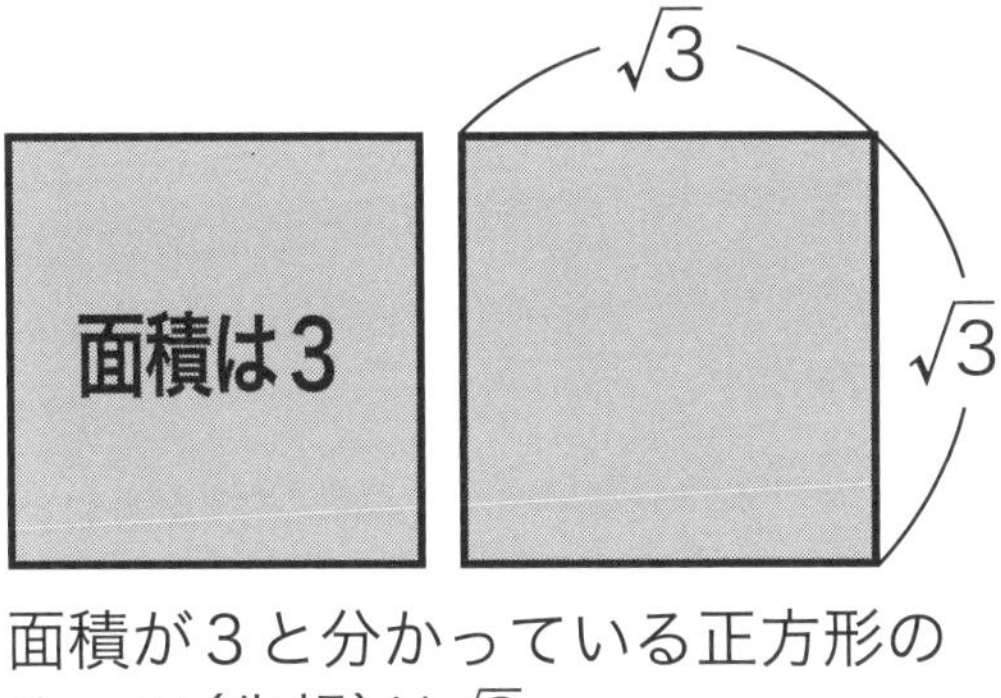

面積が３と分かっている正方形のルーツ（先祖）は√3

体が痛いという結果のルーツを求める意味で、その人の「ルートを開く」ことで体を調整する。

正方形の一辺の長さを小数で求めることです。

ある量が「長さ」を持っている時、その量は「長さの次元を持つ」と表現します。面積は「長さ × 長さ」ですので、一次元の「長さ」からすると二次元の「面積」は次元が一つ上です。ルートは面積を作っている「元」のこと、「先祖」のルーツと同じです。つまり面積に対して次元が一つ少なく、より単純なのが平方根の解です。

私の発想は、体が痛いという結果のルーツを求める意味で、共通の考え方が含まれているということです。「私たち動物は単純な秩序が大好きなので、この方法で体が整う」と教室では説明しています。そんな

対象者の名前を「1〜9」の数字にして、ルートを開く。それだけで体が整う！

ルート 1〜9まで

$\sqrt{1} = 1$
$\sqrt{2} = 1.41421356\cdots$　ひとよひとよにひとみごろ
$\sqrt{3} = 1.7320508\cdots$　ひとなみにおごれや
$\sqrt{4} = 2$
$\sqrt{5} = 2.2360679\cdots$　ふじさんろくおうむなく
$\sqrt{6} = 2.44948974\cdots$　によよくよやくなよ
$\sqrt{7} = 2.64575\cdots$　なにむしいない
$\sqrt{8} = 2.8284271\cdots$　にやにやよにない
$\sqrt{9} = 3$

発想で効果のある方法を生み出すのは、とても楽しいことです。なぜ効果があるのか、理由は考えなくて良いのです。具体的なやり方は次の通りです。

さて、先ほど名前の頭文字を一桁の数値にしました。私の名前は「ろくろう」なので、9×5＝45で、4＋5＝9になります。つまり「ろ」の「面積」が45で、その代表数は「9」になります。

この数値の平方根を開きます。私の場合、「9」の平方根を開くとルート9は3なので、「3」を意識すると私の体調が整います。その時、社会通念上の「真っ直ぐな姿勢」と楽な姿勢の差が小さくなっています。

代表数が「2」の人は、開いた数値を「ひとよひとよにひとみごろ」のように覚えておいて唱えても同じです。

ちなみにこの魔法は、特定の人から受けてしまっている影響をキャンセルしたい場合にも、その人の名前を数字化してルートに開くことで、同じように使えます。

ただ数字を唱えるだけなので、前後左右の調整に使う「1」～「6」の数字との違いは何かと思われるかもしれません。

例えば、体を左に曲げやすくする「3」と、ルート9を開いた「3」は違います。何が違うのかお分かりでしょうか。二つの「3」は見た目が同じでも、その中に含まれているメンバーがまるで違うのです。私たちはその「3」がどのように生まれてきたのかを知っています。ある人の学年を表す「3」と、その人の通知票に書いてある「3」は意味が違うのと同じことです。

◎黄金比「1：1.618」と唱える

ルートの開法で「現象としての痛み」が解消するなら、価値ある数値なら何でも使えるのではないかと思えてきました。子供のような発想ですが、「現象としての痛み」に対しては、難しい理屈ではなく発想のパワーが馴染むらしいのです。

昔から美しい比率として有名な、黄金比（golden ratio）という数値があります。

それは、線分を一点で分ける時、長い部分と短い部分との比が、全体と長い部分との比に等しくなる比率のことです。数値にすると１：１.６１８…となります。二辺の比率が１：１.６１８の長方形のことを、「黄金長方形」といいます。

黄金比の起源は、古代ギリシャのピタゴラス学派までさかのぼり、最も安定した美しい比率、特別な価値のある比率とされています。正五角形の一辺と対角線の比は黄金比であり、神秘的な美しい図形「五芒星」を構成する複数の線分からはいくつもの黄金比が見出せます。また、パリの凱旋門の縦横比やバルセロナのサグラダファミリアの設計にも使われています。さらに、この

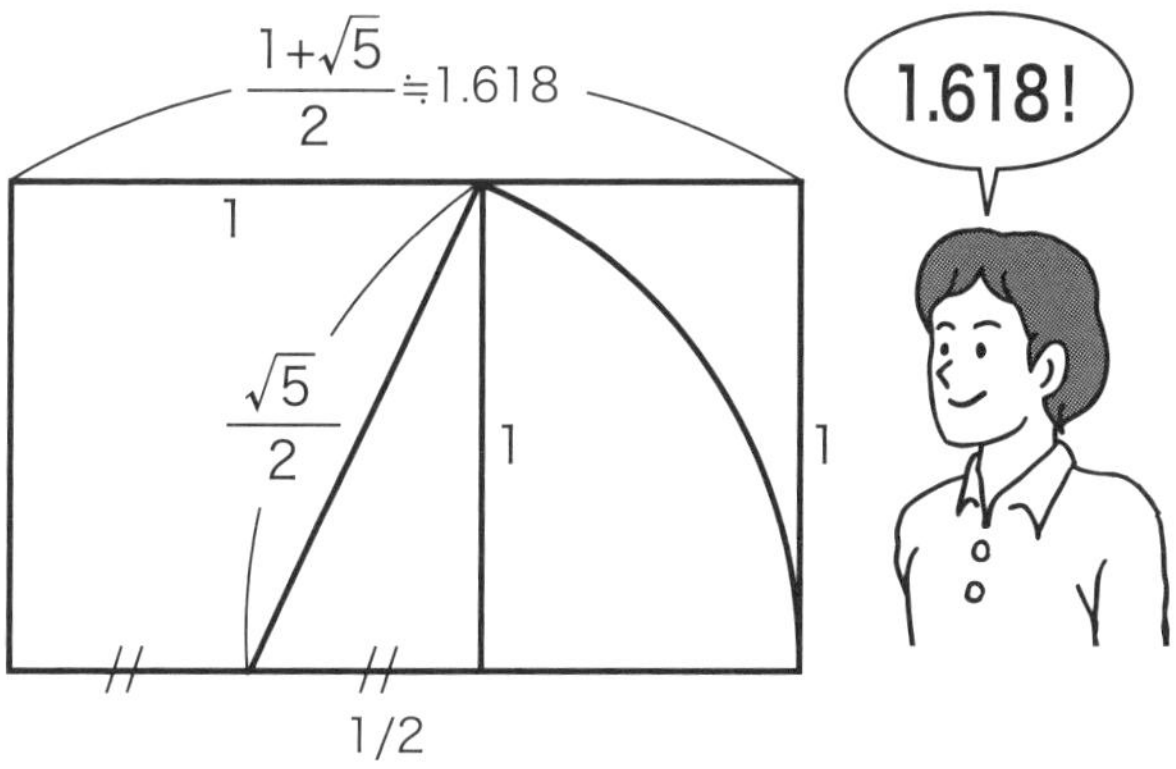

二辺が黄金比となる長方形の描き方。特別な美しさと安定感を生む黄金比が 1:1.618 だ。これを唱えるだけで体が整ってしまう！

比率は植物や動物の構造など、自然界にも見出すことができ、まさに自然法則といえます。この黄金比の数値を唱えるだけで、魔法を使えそうだと思いました。

早速試してみましょう。まず、「楽な姿勢」と「真っ直ぐな姿勢」の違いを調べてください。楽な姿勢は、「こんな姿勢なら長くいられる」という簡単な探し方でも良いのですが、もう少し正確に調べるためには、立った状態で6方向に動いてみます。

まず前後に体を曲げ、真っ直ぐよりもどちらかに倒したほうが楽なのか調べます。次に左右の曲げ、最後に左右の捻りやすさを調べます。それぞれの方向を合わせると、例えば、少し前に傾いて、左に体を曲げ、左に捻った姿勢が楽だと分かったりします。これが正確な「楽な姿勢」すなわち「機能姿勢」です。機能姿勢はそれだけで体を修正する働きがありますが、ここでは「楽な姿勢」を知ることが目的です。

それでは「楽な姿勢」になって、黄金比だと意識しながらでもしなくても「1・618」と言ってみてください。そして「真っ直ぐな姿勢」をしてから、力を抜いてみてください。この時、先ほどと比べてあまり体が大きく動かなくなっていれば、黄金比を意識しただけで体が調整できたことになります。

◎不思議な数列「フィボナッチ」と唱える

1、1、2、3、5、8、13、21…、この数字はどのような決まりで並んでいるのか、お分かりでしょうか。実は、頭から二つの数字を加えた数が次につながって並んでいます。1＋1＝2、次が1＋2＝3、その次が3＋5＝8という決まりです。これをフィボナッチ数列と言います。

この数列は黄金比と深い関係にあります。2÷1＝2、3÷2＝1・5、5÷3＝1・666、8÷5＝1・6、13÷8＝1・625、このように隣同士で割り算をしていくと、だんだん1・618…という黄金比に近づいていく不思議な数列なのです。

どうしてそうなるのか、私には分かりません。自然法則とは、このような不思議な一致に注目して調べていくと見えてくるようです。この不思議な一致に、神秘の力を感じてください。そして「フィボナッチ」という言葉に価値を感じたら、もうこの言葉が魔法として使えます。

まずは、前後に体を曲げてみて、どちらが楽でどちらが苦しいのか確かめます。

そして、苦しいほうへ体を曲げたことをイメージしながら、心の中で「フィボナッチ」と唱えます。

不思議なことに、曲げにくかった方向へ体が曲げやすくなっているでしょう。

この他にも、いろいろな数字が使えます。必要なことは、唱える数字に大きな価値を認めることです。するとそれはただの数字ではなくなり、価値を認めた返礼として健康魔法の機能を持つようになります。

1番目と2番目を足して3番目に
2番目と3番目を足して4番目に

1, 1, 2, 3, 5, 8, 13, 21, 34, 55, 89, 144, 233, ……

$\frac{1}{1}, \frac{2}{1}, \frac{3}{2}, \frac{5}{3}, \frac{8}{5}, \frac{13}{8}, \frac{21}{13}, \frac{34}{21}, \frac{55}{34}, \frac{89}{55}, \frac{144}{89}, \frac{233}{144}, \cdots\cdots$

$\frac{1+\sqrt{5}}{2} \fallingdotseq 1.6180339887\cdots\cdots$

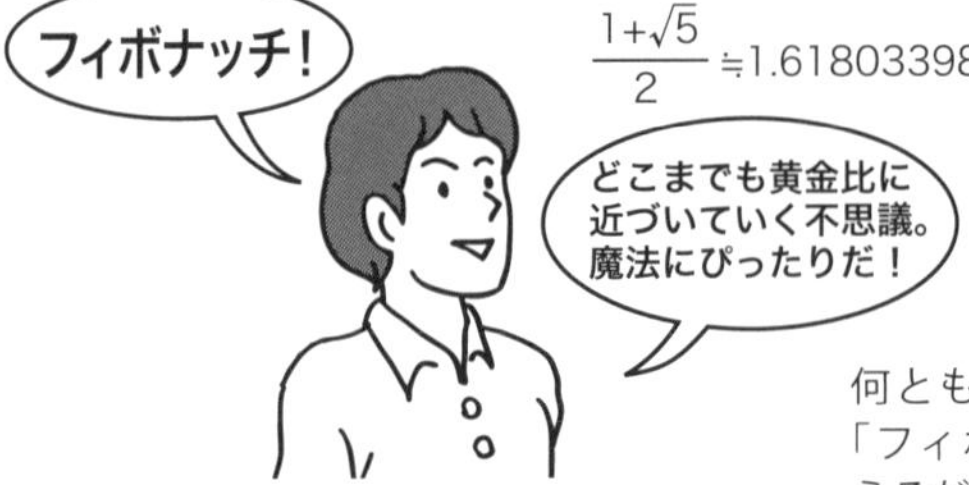

フィボナッチ！
どこまでも黄金比に近づいていく不思議。魔法にぴったりだ！

何とも意味深な数列、「フィボナッチ」と唱えるだけで体が整う！

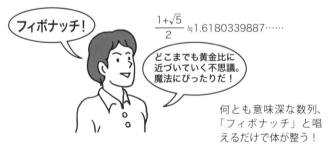

本書で詳しい説明まではしませんが、例えば、次のような数字にも特別な意味があり、魔法に使えます。

・自然対数の底——e＝2・71828…　「ふなひとはちふたはち」
・円の面積の公式——（π／4）D^2　π／4＝0・785…
・対数螺旋の角度——72・8

……etc.

もしかすると、あらゆるものに価値を感じて生きると、健康魔法があちこちで機能して、自然に元気よく生きられるのかもしれません。

◎何でもいいからやってみる

ここまで読み進めてくださった読者は、こんなことまで許されるのなら、何だって良いのではないかと感じたかもしれません。確かに、教室では「何でもいい」と教えています。うまくいったら続ければ良いし、うまくいかなくてもすぐに別の方法を試せば良いのですから簡単です。

いつも教室で「何でもいいからやってごらん」と言っていますが、即座にオリジナルの魔法を披露した人はいません。「何でもいい」と言われると、人は何も選択できなくなるようです。だから本書では「とにかくやってみる」ための候補をたくさん提供しています。

魔法は、やってみたら確かにそうなったという方法の集まりです。理由がないし、あえて理由を考えない方法なのですが、受け入れるうえで多少でも理由が欲しい人のために、魔法と効果の橋渡しを少ししましょう。

私たちは毎日、ありとあらゆるものの印象を感じながら生きています。印象が変わるとは感じ方が変わるということで、そのまま、気分が変わるという意味と同じです。気分が変わればすでに健康状態が変化したということです。それだけなら特別な価値は見出せませんが、「現象としての痛み」が消えるとなれば話は違います。

日常の人間関係の中で、相手の印象はどんどん変わり続けます。その変化を感じながら話す内容やタイミングをうかがっています。その時、自分の健康度もどんどん変わり続けていることにほとんどの人は気がついていません。例えば、なかなか話を切り出すチャンスがない時、苦しい感じがします。そして相手の反応が思ったより良ければ、とても良い気分になります。その体験は、自分と周り全てとの共同創造です。

このような小さな変化でも、前述のゴルフ場のグリーンの例えの中で境目付近に位置する人には「現象としての痛み」が起きるか消えるかの違いとなり、劇的な体の変化が起きます。

物体を使う

◎机の上のボールペンを動かす

私たちは、様々なものに囲まれて生活しています。大きく模様替えをしたり大掃除をした場合、気分も大きく変わることでしょう。実はその時、「楽な姿勢」も大きく変化しているでしょう。

それどころか、ものを一つ動かす度に、その結果によって体調が変化しています。どのように変わるのかはその時々ですから分かりません。ただ、ものの移動が気持ち良くできたら、その時点ですでに気分が良いのですから、それだけ体は整っています。

早速、身近にある小さなものを動かすだけで、「楽な姿勢」が変化することを確かめましょう。手で動かせるものなら何でも使えます。ペンでも雑誌でも、ペットボトルやスマートフォンでも良いでしょう。例えば、机の上に置いたボールペンを使ってみましょう。

まず、机の上にあるボールペンが、自分から見て縦向きに置いてあるのか横向きに置いてあるのかによって、印象がガラリと変わることが分かるでしょう。もしも印象が変わらなかったら、絵や写真をどう表現しても同じになってしまいますから、必ず印象は変わります。すると、そこに好き嫌いも出てきます。この魔法では、必ず「好き」なほうを選んでください。

近くにあるものを少し動かすことで、「落ち着く感じがする」「ちょっといいな」という感覚を得ることはできます。ボールペンを右に動かすのと左に動かすのと、どちらかというとこのほうが良いという感じが分かれば充分です。

「これでよし！」と感じた時、自分の内部が整ったような感じがすると思います。この感じ、つまり、波を扱う用語で「コヒーレンス（位相のそろい具合）」の状態が、魔法を成功させるパワーを生んでいると考えられます。

それでは、ものを動かすことで「現象としての痛み」を取る魔法を始めましょう。

まずは、立って前後に体を曲げてください。どちらの動きが楽にできてどちらの動きがやりにくいのか、確かめておきます。

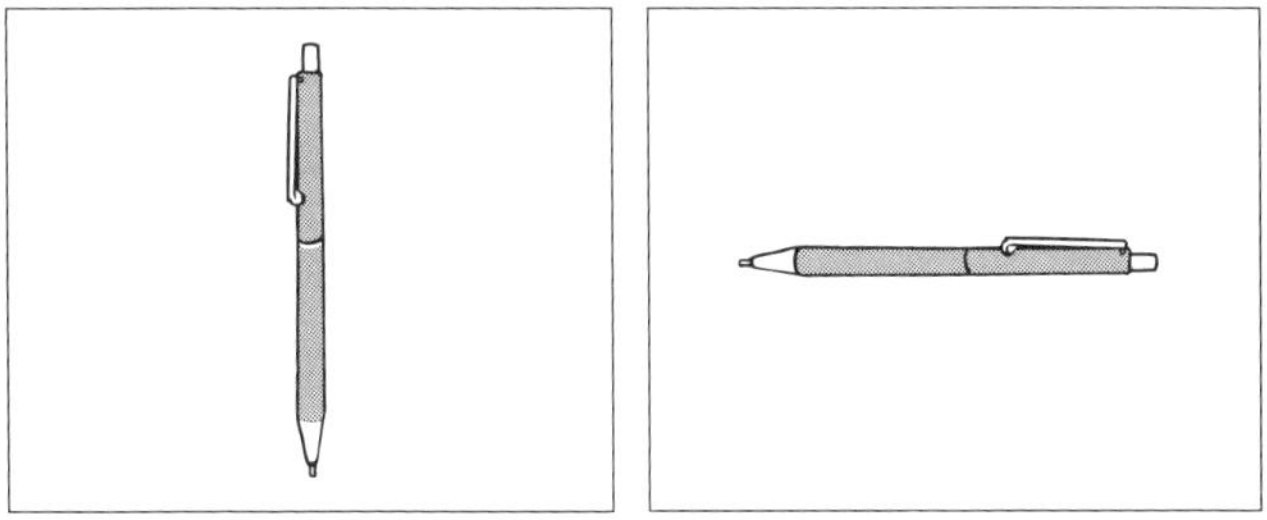

今、目の前にあるボールペンが、縦向きに置いてある場合と、横向きに置いてある場合の印象の違いを感じよう。確信をもって「好き」なほうを選べるようにする。

そして、机の上のボールペンを左右に動かします。右に動かしたほうが気分が良いか、左に動かしたほうが気分が良いか、確かめてください。

おそらく画家やデザイナーなどは皆、制作物の構成要素を配置するうえで、このようなことを行っているのでしょう。その作業自体は誰でもできるので、ぜひやってみましょう。そして、無理なく動かせる適当な位置に置きます。その時、「これでよし！」と感じる位置に置きます。

そして再度、体を前後に倒してみましょう。「これでよし！」という感じが得られたのなら、先ほどはやりにくかった動きが

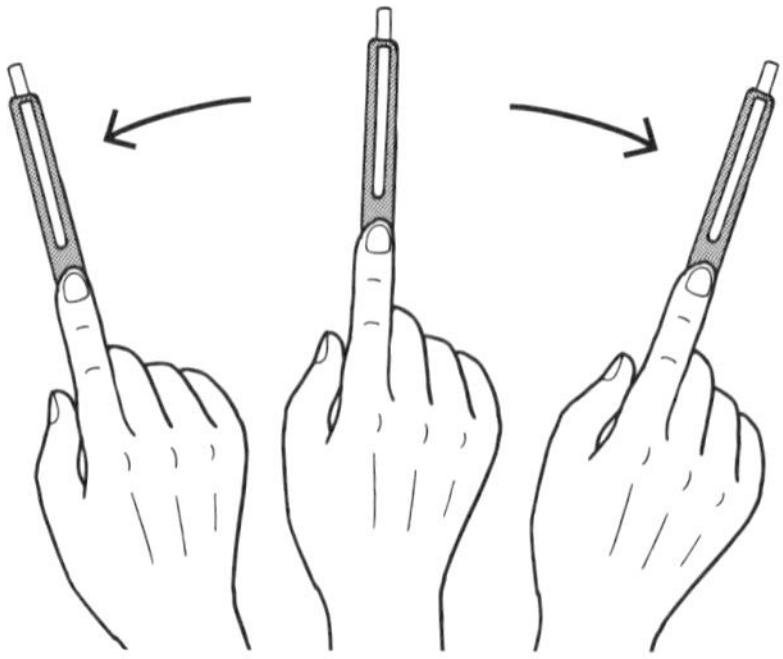

ボールペンを左と右のどちらに動かした時、気分が良いだろうか。「これでよし！」と感じたのなら、もう体が整っている！

楽になっていると思います。

このように、ものを動かして「これでよし！」と感じる感覚を研ぎ澄ますと、どんなものでも魔法が可能になります。例えば、部屋で掃除をしている時、この感覚によって花瓶の位置を決めてください。「これでよし！」と感じるほどに体が柔らかくなり、もし「現象としての痛み」を感じていたのなら、痛みが消えます。すると、掃除を始める前よりも終わった後のほうが心と体が楽になるでしょう。

さらに、一緒にいる人まで体調が良くなってしまうのです。まさにあなたは健康の神様となるでしょう。

ポイントは、「これでよし！」と感じた時、その理由を考えないことです。どんな時でも自分の納得のいく感覚を最優先にして、手に取りやすい位置や探しやすい位置を考えるような効率的なことは一切優先しないことが大事です。魔法は理由が分からない感覚で作られています。理屈よりもこの直感を大切にすることが、健康への最短経路なのです。

今までも、身の回りのものを動かすことは毎日のようにしていたでしょう。その度に体調が変わってしまったら、「うっかり体調を崩してしまうこともあるのでは…」、と不安に思うかもしれません。しかし、普段の私たちはゴルフ場のグリーンの広さを使って、多少気分の良い時や悪い時があっても「快適な範囲」に留まることができています。

まずは、気心の知れた機嫌の良い人同士で何度も楽しみながら練習すると良いでしょう。そして「腰が痛い」などの体調不良を訴える人が現れた時は、冗談交じりにこの魔法を笑いながら試すと、ほんの数秒のうちに「あれ？」という奇跡が起きるはずです。それが魔法です。

◎トランプのカードを1枚選ぶ

今度はトランプを5枚用意してください。なければ、メモ用紙5枚でも代用できます。その中から1枚を選ぶことによって、自分自身や周りの人の「楽な姿勢」を「真っ直ぐな姿勢」に変化させ、体調を整えられます。

まずトランプカード5枚を、裏返して並べます。そして真ん中のカードを指さします。そこから指を右へ動かすのと左へ動かすのとでは、どちらが気持ちが楽でしょうか。楽なほうへ動かすと「これでよし！」という感じがやってきます。

この選び方で、何枚カードがあってもその中から「これでよし！」というカードを1枚選べます。指をあちこちへ動かしている間に、真ん中のカードも「これでよし！」と感じる1枚になることがありますから、何度も練習してみてください。

先に体の状態を確かめておきましょう。

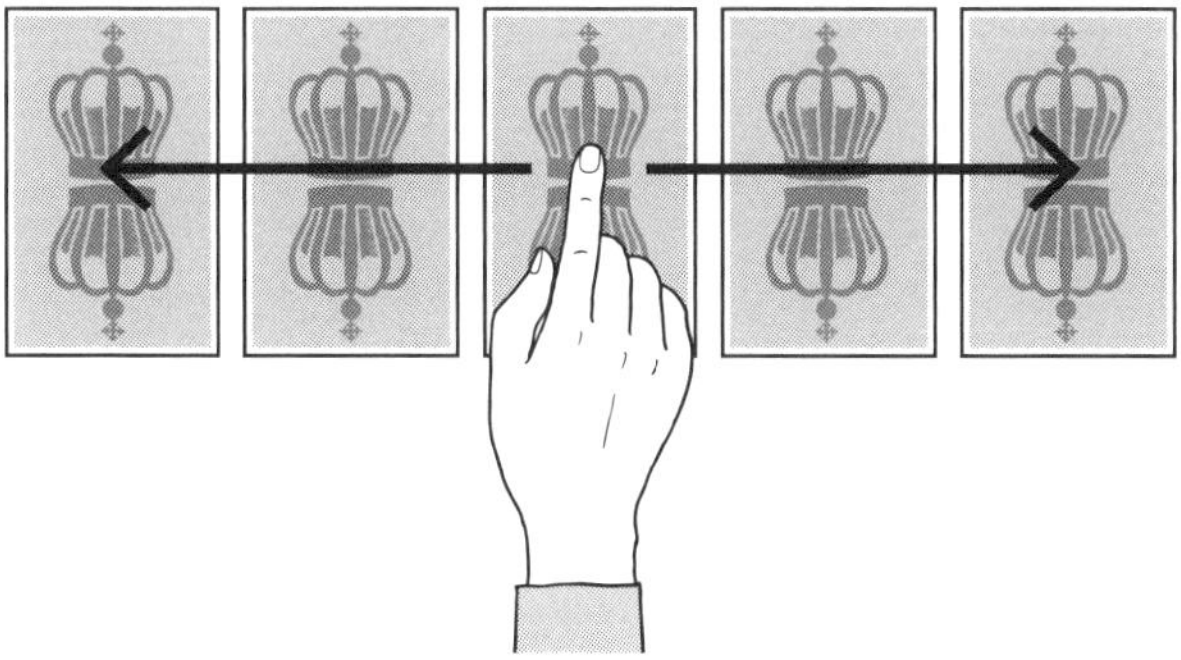

裏返した５枚のトランプから１枚を選ぶ。「これでよし！」
という確信が得られた時、すでに体が整っている！

今度は体を左右に倒して、倒しやすいほうと倒しにくいほうを調べてください。

そして、トランプの中から1枚を選んでください。必ず「これでよし！」と感じる1枚を選んでください。

それでは、体の動きが変わったかどうか確認しましょう。動かしにくいほうが、先ほどより動かしやすくなっていたら成功です。「現象としての痛み」が出るゾーンと出ないゾーンの境界付近にいたのなら、多少変わるだけで劇的な変化となって現れます。

左右のカード、どちらを選ぶのが楽なのか、気分が良くなるのかという簡単な選択です。多分、小さな子供なら迷わず気分が良いほうを選ぶと思います。しかし、大人になる過程で様々な知恵がつき、頭で考えるようになると、なかなか1枚を選ぶことができなくなってきます。

その状態は「現象としての痛み」が起こりやすい状態です。相手が差し出すトランプから1枚引く時、何か仕掛けがあるのではないかという疑いも生まれてくるかもしれません。何と不幸なことでしょうか。自分本来の自然な感覚である「好き」「嫌い」すら思い出せない人もいるのではないでしょうか。「これでよし！」という感覚は、「好き」という感じとほとんど同じなのです。

このカードの選び方を練習していくと、右と左のどちらが楽かという意識を持たずとも、1枚のカードに瞬時に手が伸びるようになるでしょう。子供に戻るということは、これらの魔法に特別な意識を持たず、当たり前のこととして使えるようになることです。

形状を使う

◎手で数字の「6」を作る

すでに、数字の魔法はいくつか紹介しました。ここから、より魔法らしい技に移っていきます。さらに「信じにくい」かもしれませんが、それを丸ごと受け入れてしまえる能力を身につけると、非常に強力な武器になります。そこで頑張りすぎて固くなってしまうと、本書の狙いと正反対になります。肩肘張らず、心を柔らかく保ちましょう。

さて、数字の魔法を説明した時、体の調整方向の一覧がありました（97頁参照）。その一覧に割り当てている「1」～「6」の数字は、それぞれの体の調整方向を表しているナンバーです。

それでは、この修正方法が「6種類ある」という時の「6」はどんな意味でしょうか。「体を右に捻りやすくする数字」の「6」とは違う意味として使われますね。

つまりこの「6」は、「1、2、3、4、5、6」の「6（種類）」の修正法を統括して上位にある「6」だと思ってください。同時に、「1」～「6」の中から「気分が楽」なものを選べ、という意味も含まれていると思いましょう。

ところで、「6」という数字は、その数自身を除く約数の和がその数自身と等しい最初の完全数（＝1＋2＋3）であったり、「神が6日間で世界を創造した」という言い伝えなどから、特別な数字と見る人も少なくありません。また、蜂の巣のようなハニカム構造は6角形の集合体であり、驚くべき強度を生み出す形状です。

そのようなことを意識すると、「6」という数字に特別な感覚が乗ってきます。価値を見出すほどに、「6」を見ると「これでよし！」と感じられるのだから不思議です。

ただただ、「これで人の体が変わったらすごいだろうな。面白いだろうな」と、遊び心を持って行えるかどうかが、魔法の効果を決めるようです。

今度は体を左右に捻って、捻りやすいほうと捻りにくいほうを調べておきましょう。

それではイラストのように、左手で数字の「6」の形を作ってください。「6」が特別な数字だということを十分に受け取った人には、特別な感覚がやってきます。これこそ、まさに「これでよし！」という感

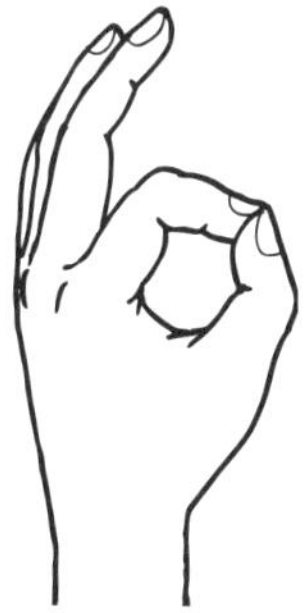

特別な価値のある数字「6」の形を手で作る。すると、もう体は変化している！

覚です。

捻りにくいほうを向いて、左手で作った「6」の形を見てください。その時、「これでよし！」という感じが湧いてきたら大成功。それほどはっきり感じなくても、体は変化していることでしょう。


もしも近くに機嫌の良い家族や友人がいたら、試してみましょう。「現象としての痛み」で辛さを感じる人に魔法を掛ける前に、まずできるだけ無難に練習しましょう。私はいつも、自分ができる範囲で生きることが大切だと、教室の会員に話しています。基本的に動物は、無理と分かって挑戦することは、繁殖の季節や少ない食料を命を掛けて取り合う時など以外はしないはずです。致し方ない状況以外では、今の自分の実力を超えることには挑戦してはいけません。それが本書でお伝えしたい、健康を守り維持する能力の大事な要素だと考えています。

私の施術所には、体の調子が良くないからといって自分に鞭打って運動して、なおさら悪くなった人が後を絶ちません。それならば、何もしないで快適さを追求するほうが良いでしょう。健康への不安のあまり無理な行動をすると、ろくなことがありません。ただ子供っぽく楽しむことを忘れないでください。

今度は相手の人に試してみましょう。まず相手に左右に体を捻ってもらい、捻りやすいほうと捻りにくいほうを確認してもらいましょう。

捻りにくいほうを意識しながら、右手で数字の「６」を作って相手に向けます。左手だと相手から見ると左右反対になってしまいます。右手を使うと相手から「６」の文字に見えます。

そして再び、相手に左右に体を捻ってもらい、先ほどより左右の差がなくなっていたら魔法が効果を上げました。

健康に関する情報が氾濫している時代に、このような遊びにしか見えないことで劇的な変化を起こすことがあるのは不思議

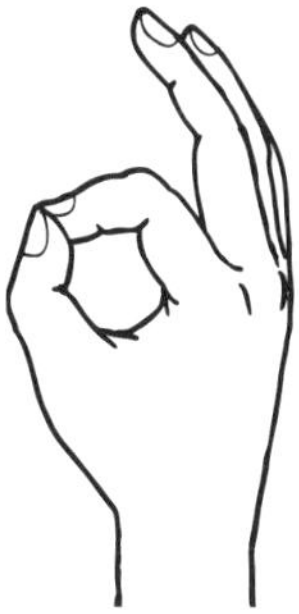

「６」の手を相手に使う場合は、右手で作る。すると、相手から正しい向きに見える。

です。この魔法を使っている自分に笑ってしまっても大丈夫です。真剣に目を据えて行ってはいけません。楽しんでやることが魔法の効果には欠かせません。

「これでよし！」という感じを別の表現で表すと、「ホッとして、自分が開放されて広がっていく」感じです。この感じは、体調が整っているサインだと思います。日常生活でずっとこの感覚が感じられるなら、どんなに幸せな人生でしょうか。

実生活には、「これでよし！」とばかりいってはいられない状況もやってきます。きっと体に痛みを感じている人は、今の自分が良くない状態だと気づいている状態で

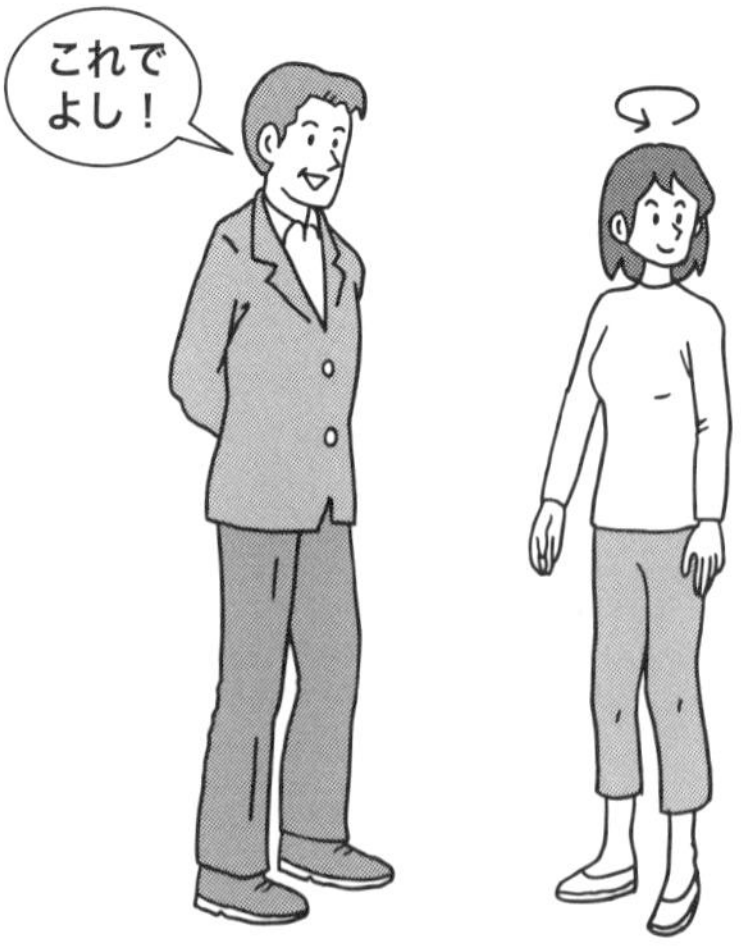

「これでよし！」と心から感じられた時、自分の体が整っていて、同時に、相手の体も整っている！

しょう。だから、「これでよし！」の感覚をいつでも呼び起こせる魔法に価値があります。

ところで、この魔法の「6」の手の形は、どこかで見たことがあるのではないでしょうか。そう、仏像の手です。釈迦が初めて説法を始めた時の印として知られている「説法印」と「6」の手が似ていると思います。

仏像の手は印を結んでおり、印の種類は数々ありますが、それらの手の形に価値があることは分かります。そのように価値を感じられるようになると、この魔法はもっと大きな効果を発揮するはずです。

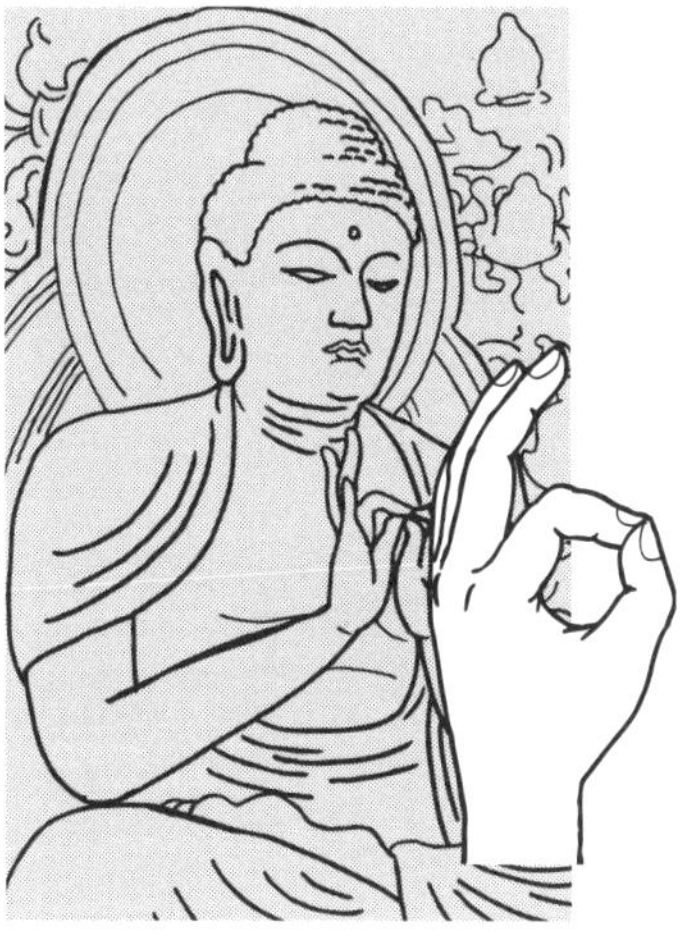

「6」の手は、釈迦の説法印と似ていることを知ると、さらに効果が増す！

◎Z巻きのコイルをかざす

私はかつて、15年ほど航海士を務めた後、鉄を熱処理する仕事に就きました。

鉄の部品の表面を熱して冷やすと、表面だけが硬く丈夫になります。鉄の表面は、高周波の電気が流れるコイルで熱します。中学校で電流と磁界について習いますが、電線をコイル状に巻いて電流を流すとそこに強い磁界ができて、方位磁石の向きがクルクルと変わります。

コイル状にすると、真っ直ぐな電線にはない様々な能力が生まれます。

私たちの身の回りには電磁波が溢れています。携帯電話、電子レンジ、ラジオやテレビの電波、その

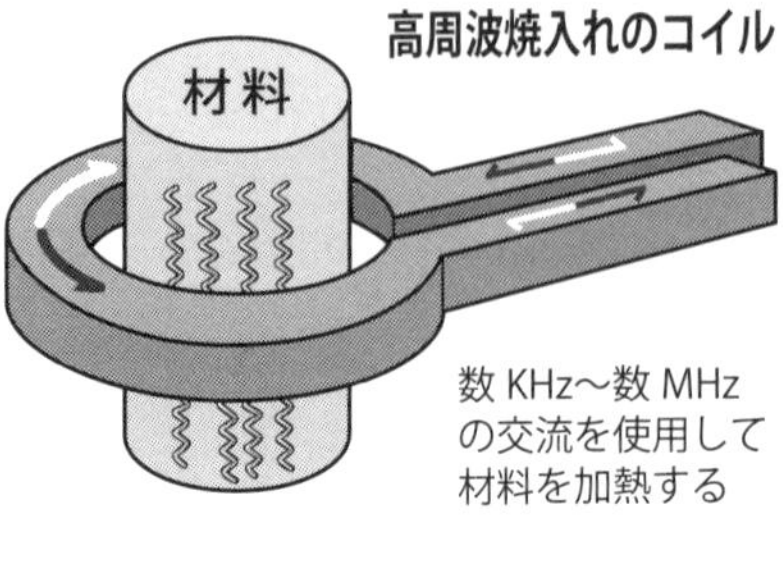

高周波焼入れのコイル
材料
数 KHz～数 MHz
の交流を使用して
材料を加熱する

コイルに交流を流すことで、高周波誘導加熱（ＩＨ）により、材料を熱することができる。

他たくさんの電磁波が存在しています。しかし、私たちの目はそれを見ることができません。もし見えたのなら、電磁波で霧がかかったようになり、周囲の景色は見えなくなってしまうことでしょう。

　この電磁波の中から、ラジオのNHK第1放送を選り分けたりするためにも、コイルは必要です。電線を巻いただけですが、非常に広い利用価値を生み出します。


　そこで、コイルを使った魔法です。私たちが価値を感じた途端、それは魔法のツールとなります。ここでコイルの大事な特徴を受け入れましょう。知識を仕入れれば仕入れるほど魔法の効果が上がります。

　コイルにはZ巻きとS巻きの2種類があります。

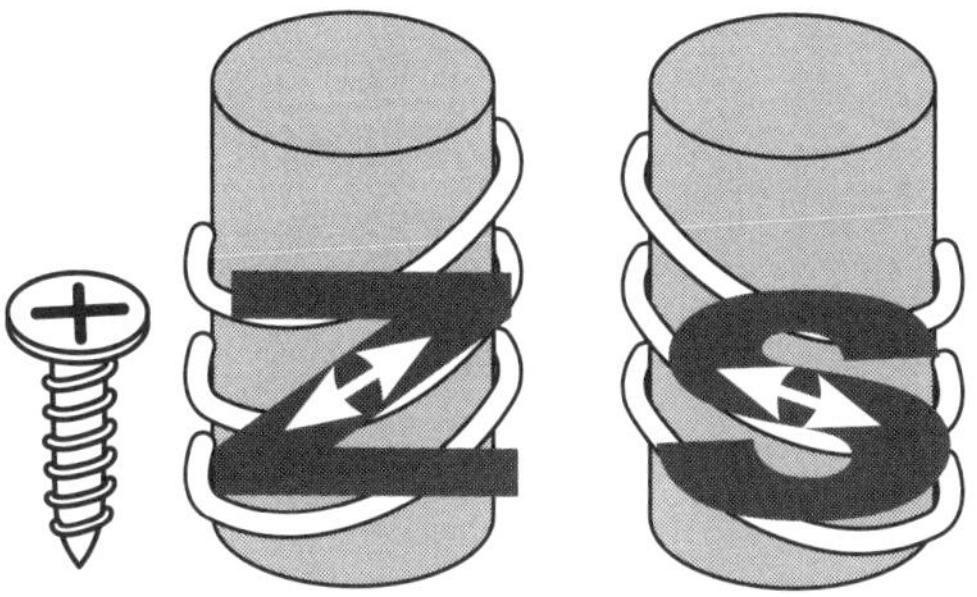

Z巻き（左）とS巻き（右）のコイル。Z巻きのコイルは、ネジと同じ方向に螺旋を描いている。

これは「Z」と「S」の文字の中心の斜線の傾き方とコイルの巻く方向を対応させた呼び方です。Z巻きとS巻きの性能は正反対の意味を持ちます。コイルを巻く方向が逆だと、方位磁石の向きが逆になります。

ちなみに、コイルと同じように、荷造り用のロープも捻る方向が2種類あります。また、糸の場合は非常に細いですが、ミシン用の糸と手縫い用の糸で、撚《よ》ってある方向が逆になっているそうです。それらの全てにおいて捻ってある方向を、Z方向あるいはS方向と呼びます。

それではまず、コイルを用意しましょう。手で簡単に曲げられる針金を使って、コイルを作ってください。巻き方はZ巻きにします。針金なら何でも良いのですが、クリーニング用のハンガーは手で曲げるには硬すぎるかもしれません。

コイルの直径は、片手で持てる程度が使いやすくて良いと思います。巻き数は5〜10回ほどで充分です。S巻きにならないように作ってください。

このコイルで体調を変化させるためには、コイルについてよく知っている必要があります。

このコイルを手前側から見ると、ネジと同じ方向に螺旋を描いていることが分かります。このように、右に回転させると手前から向こう側へ進んでいく方向へ、プレセッションで紹介した回転ベクトルが発生します。この方向にコイルの魔法力が生まれます。

それではZ巻きのコイルの持っている力の向きを確認して、手にします。このコイルは、相手の「楽な姿勢」をダイレクトに思いどおりの方向へ変える力を持っています。

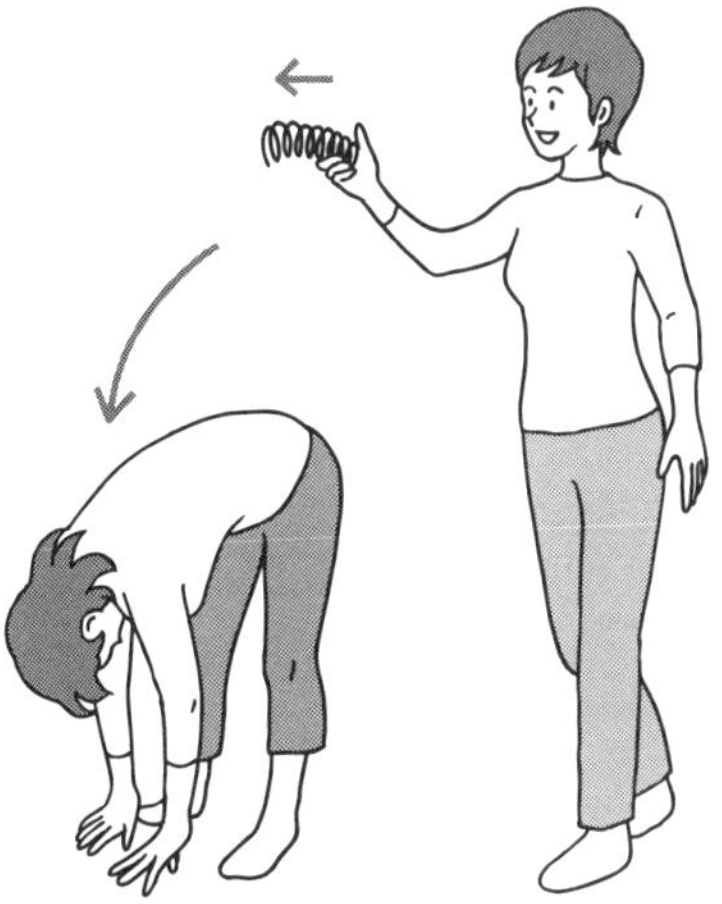

背中に向かってZ巻きのコイルをかざすだけで、前屈しやすくなる！

まずは相手の人に、体を前後に曲げてもらい、曲げやすいほうと曲げにくいほうを確認してもらいましょう。

そして、前屈しにくい人なら、背中に向かって後ろからZ巻きのコイルをかざします。ただ一度、かざせば良いだけです。後屈しにくい人なら、相手の正面から胸に向かってコイルをかざします。

かざす時、力の方向性を「示す」ようにします。このコイルの効果はその場全体に及ぶので、相手のどこを狙うのかは大して重要ではありません。このコイルに気持ちが向けば、良い影響がその場全体に及びます。

それでは変化を見てみましょう。曲げにくいほうが曲げやすくなっていたら成功です。

楽しく笑いながらできたら、必ず良い結果が得られます。笑いは受け入れる力を大きくし、大概のことを許せるようになります。

このような魔法が使えるようになったら、「子供の感性」、別の言葉を使えば「センス・オブ・ワンダー」が戻ってきています。散歩に出掛けた道すがら、ありとあらゆるものに好奇心を持ち、楽しみ、喜びを感じるような感性です。その時点であなたは、変わらぬ健康を手に入れていることでしょう。

　また、そういう人が魔法使いになれる人です。このように、理由を考えようとせず、疑わずやってみるという態度が、魔法の力を一番強く発揮するパワーになります。

◎手でZ巻きのコイルを作る

　それでは、Z巻きコイルのやり方の応用法を紹介します。

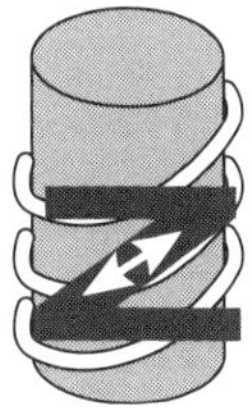

人差し指と中指で、Z巻きのコイルと同じ巻き方を作る。

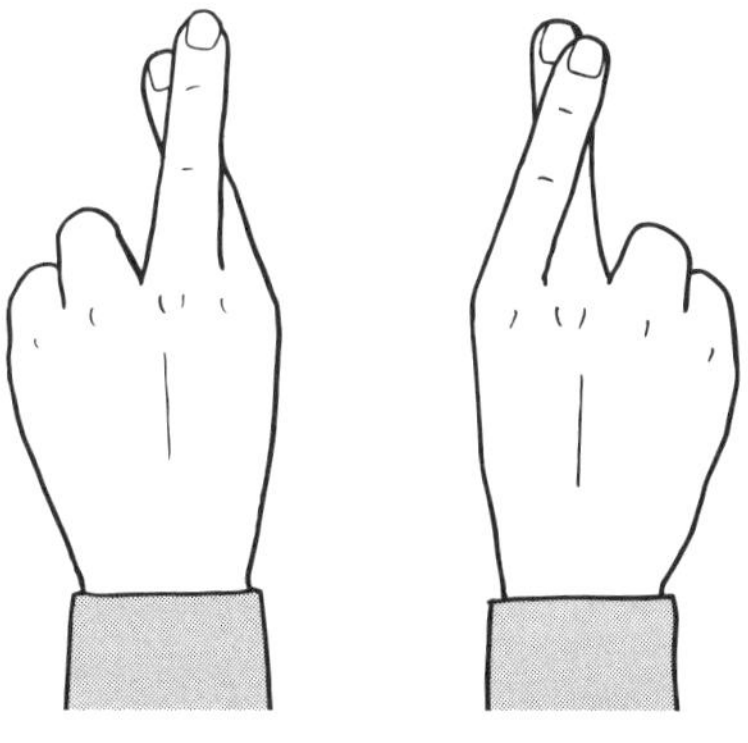

左手の場合　　**右手の場合**

手の指をイラストのような形にすると、Z巻きのコイルと同じ巻き方になっています。このような手を作るだけで、コイルを持ち歩く必要がなくなります。

そして、肩が凝っている人の肩をZ巻きの手で触ってみると、それだけで凝りが解消するかもしれません。魔法の条件を満たすことに慣れてきた人なら、少しずつ楽しくなってきたのではないでしょうか。

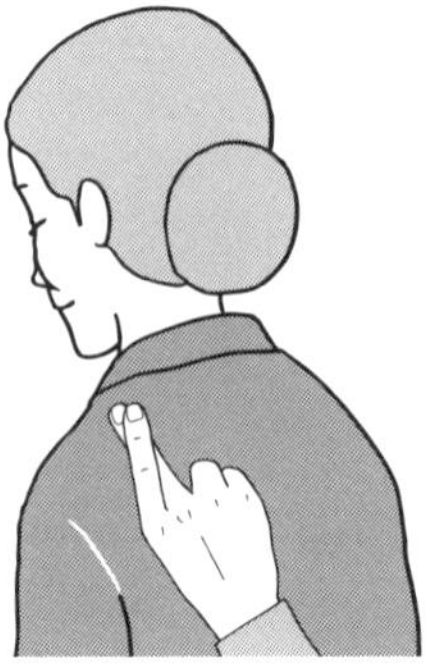

Z巻きの手で触れるだけで、肩凝りが解消するという魔法。

◎眼鏡を捻ってみる

私が以前、金属の熱処理の仕事で、高周波の電気で焼き入れができるコイルを使っていたことはすでに書きました。そのコイルには、馬蹄形のコイルも存在します。そのため私には、眼鏡の形なども立派なコイルとして見ることができます。そこで、眼鏡も同じようにコイルにして、体を整える魔法に使ってみましょう。

　コイルは、その場も整える作用があります。その場の状態がコヒーレント（整列した状態）になると、そこにいる皆の体調が良くなるということが起こります。

　それでは魔法を行いましょう。

　まず眼鏡を掛けて体を左右に捻ってみて、どちらが捻りにくいのかを調べます。いつも使っている眼鏡なら一番良いのです

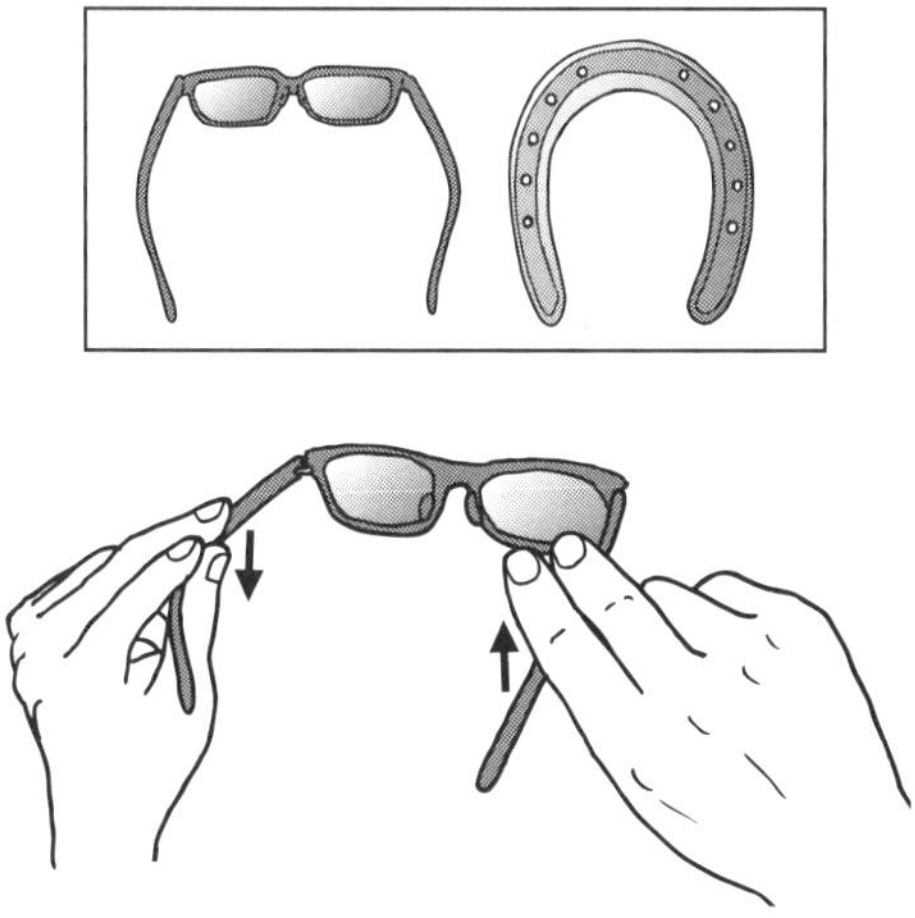

眼鏡を馬蹄形のコイルとして見れば、ほんの少し矢印の方向に捻るだけで、Z巻きコイルと同じ効果が出せるという魔法。

が、サングラスでも大丈夫です。

そして眼鏡を手に取って、体を捻りにくかった方向を意識しながら、図のように、ほんの少しだけ眼鏡を捻ってみましょう（3㎜程度）。最近の眼鏡は柔軟性がありますが、くれぐれも壊してしまわないように気をつけてください。

この捻る方向がZ巻きと同じになり、「現象としての痛み」に効く方向です。「この捻り方で確かだ」と確信しながら、一度だけわずかに力を加えてください。

さて、眼鏡を掛け直して、再び体を左右に捻ってみましょう。注意点をしっかり守っていれば、必ず変化があります。

◎「6」とコイルの手の複合技

すでに、「6」は一桁の数字の中でも特別というお話をしました。そして、手で「6」の形を表すことで、体を整えることができました。また、手でZ巻きのコイルの状態を作ることで、体を整えることもできました。

それならば図のように、手で「６」を作る時に「Z巻きのコイル」の要素も入れたら、さらに効果が上がるはずです。

このように複数の魔法を合わせて使うことで、どんどん効果が上がっていくことは自然に考えられることでしょう。「どうせやるなら、これもあれも一度に掛けてしまえ！」という意欲が感じられます。ぜひ楽しく笑いながら実行してください。

◎アナログ時計の左半分を見る

普通、コイルは金属で作って電流を流すことで機能します。ところが、コイル状の手でも「現象としての痛み」を変化させられるとなると、人の体はありとあらゆる分野を超えて、別次元の何かを感じて

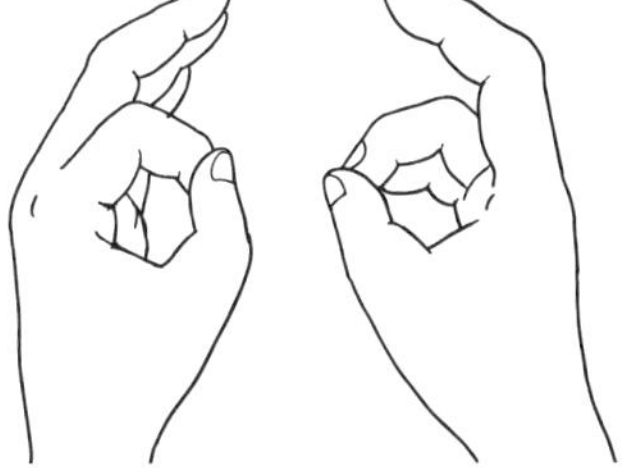

「６」の手とZ巻きの手を複合。Z巻きのコイルの形状も加味した手の形になっている。

いるのではないでしょうか。

自身を快適な状態に維持し、不都合が起きても良い状態に持っていく力がどのように生まれるのか、理解できれば良いと思っています。そのためにも、「こんなことでも体調が良くなった！」という実例を集め続けることが大切です。


さて、このイラストのアナログ時計を見てください。この時計を右半分と左半分に分けた場合、どちらを見ているのが好きでしょうか？　これまでたくさんの人に聞いてみたところ、その理由は分かりませんが、時計の左半分を見ているほうが気分が良いという人が圧倒的に多いようです。

時計の右半分と左半分、どちらを見ているかで体の柔軟性が変わりますので、やってみましょう。

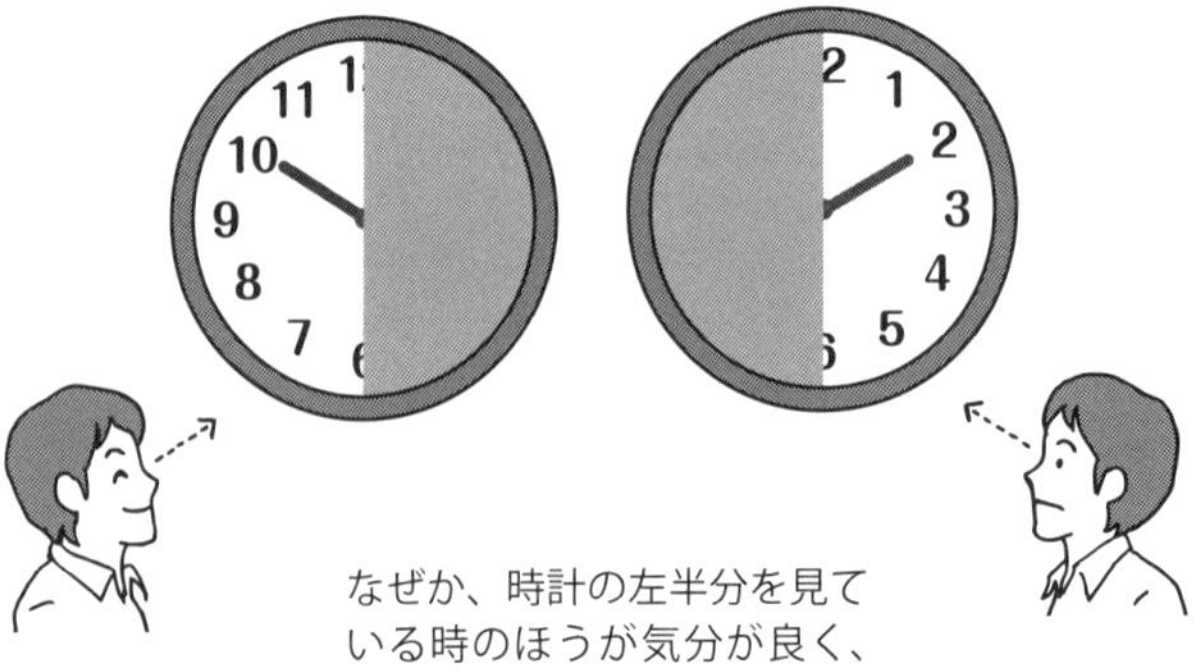

なぜか、時計の左半分を見ている時のほうが気分が良く、体が整っている！

まずは体を前後に曲げてみて、曲げやすいほうと曲げにくいほうを確認しておいてください。

そして、時計の左半分を見てください。ほんの1秒ほど注目するだけで良いでしょう。すると、曲げにくかったほうも曲げやすく変化したと思います。

時計に限らず、丸い形の左半分と右半分のどちらを見ているかによって、体の柔軟性が変わります。

丸い形を月に見立てると、左半分は下弦の月、右半分は上弦の月です。天文学に興味のない人なら、この月の形と自分の体調の間に何のつながりもなかったと思います。ところが一度意識すると、それがもう魔法として機能します。

また、満月の夜には、地球は太陽と月の間に位置

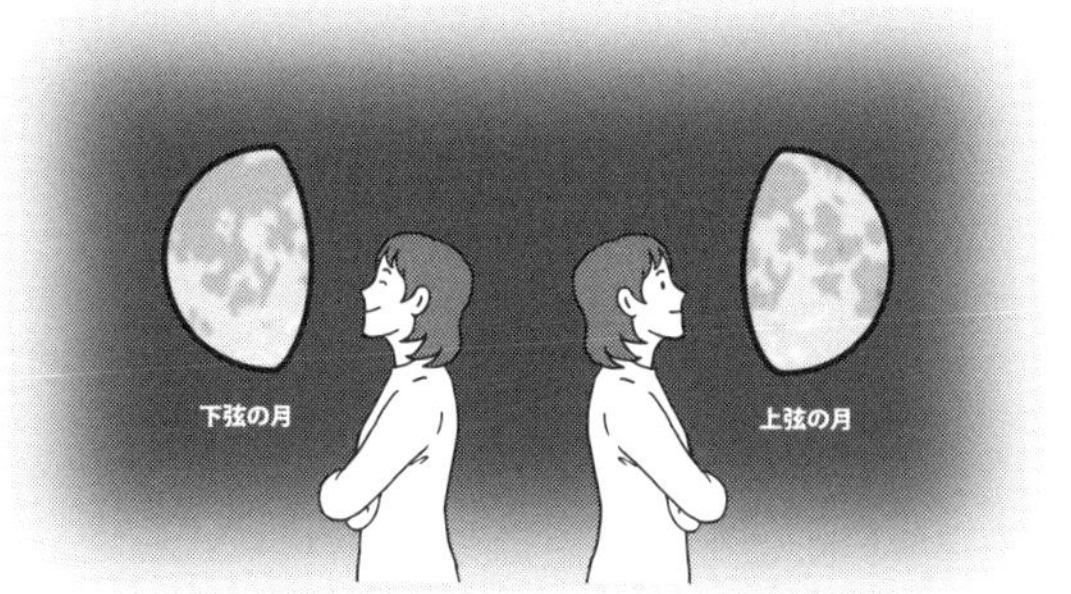

丸い形なら何でも、左半分を見ているほうが気分良く、体が整う。

します。太陽・地球・月の順に一直線上に並ぶということです。その影響で潮汐が変わるだけでなく、人の気持ちが不安定になると信じている人はたくさんいます。これも、一度意識するとその影響が大きくなるということかもしれません。

本書の魔法も、一度意識すると何かとつながります。私は、自分自身はこの体の中にあるだけの存在でなく、もっと広範囲に広がっていて、月と地球のように距離を超えて影響し合う存在だと思っています。そのように、一度受け入れると確かな効果を引き出せる現象は数多く存在するようです。

自然法則を使う

◎高気圧の回転方向に手を回す

私は昔、航海士だったため、天気予報のテレビ画面では等圧線の分布を見てしまいます。等圧線は山の等高線と同じように、線と線の間隔が狭いところが気圧の変化が急なことを表し、間隔が広いところは広い範囲にわたって気圧があまり変わらないことを示しています。

強い低気圧、つまり台風の時には、整った同心円状の間隔が詰まった等圧線が現れます。低気圧は気圧が低いので、周囲から中心に向かって風が流れ込もうとします。この風が大きな被害をもたらすほど強いのです。その時、風は台風の中心に向かって真っ直ぐ吹き込むわけではありません。北半球の天気図では必ず左回りに回転するように風が吹き込んでいます。

この理由は、地球の自転方向にあります。地球は東へ東へと回転しています。だから太陽は東から昇って、24時間でまた同じ所

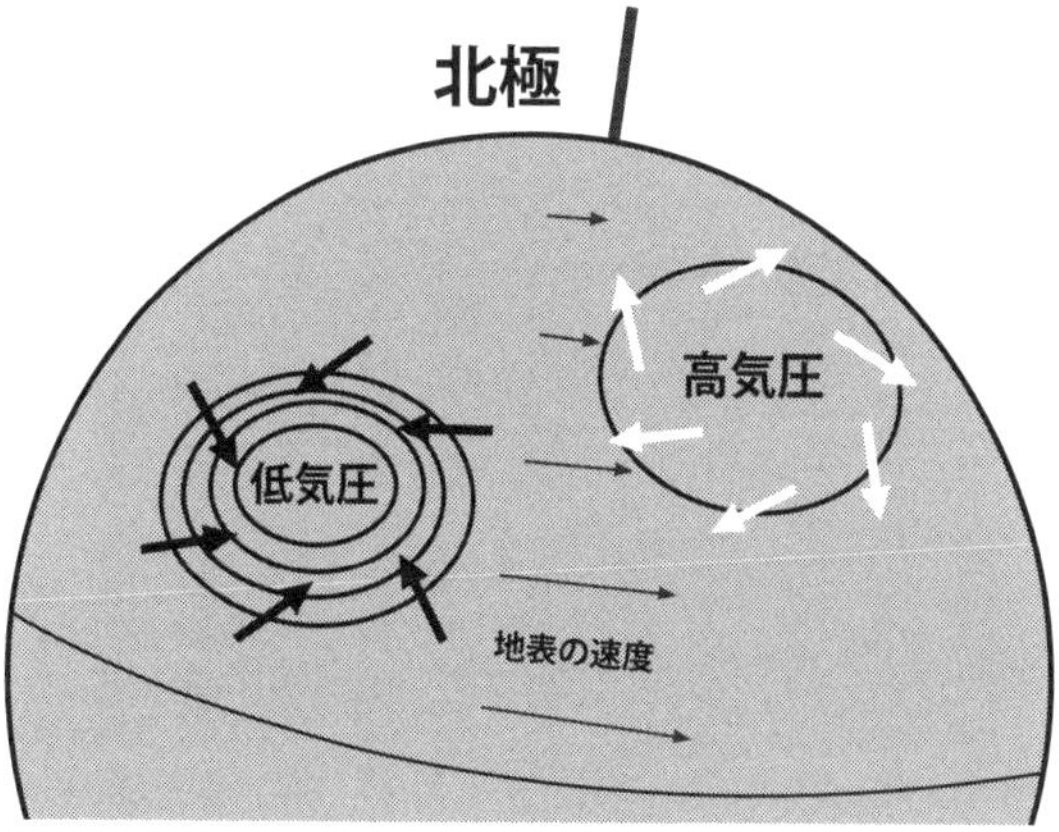

地球の自転方向により、低気圧と高気圧の回転方向が決まっている。

から昇ってきます。

　この自転による地球表面の動きは大変速く、私たちは地面ごと東へ秒速何百ｍも移動しているといえるのです。赤道上なら秒速４７０ｍ。東京の緯度でも秒速３８０ｍというスピードです。何とこれは、時速１０００㎞以上のジェット機なみの速さです！

　ところが地球の北極では、全く東への移動がありません。このように地球は球状で回転しているため、赤道付近と北極付近では地面の移動する速さがまるで違います。この時、地面と共に空気もつられて移動します。そのため、台風はいつでも上から見て左回りに、勢いよく回転させられているのです。


　さて、低気圧は中心へ中心へと集まろうとして、自然に左に回ります。反対に外へ外へと広がる高気圧は風向きが右回りになります。この関係をよく覚えておいてください。


「周りから中心に集まってくる＝低気圧＝左回り」

「中心から外に広がっていく＝高気圧＝右回り」

何となく、人の体の「凝っている」部分は、何かが周りから集まって堅く盛り上がっているようです。それなら高気圧のように外に吹き出させてやりましょう。そこで早速、実験です。

肩が凝っている人を見つけたら、あなたはその人の肩に手のひらを近づけて、右回りに回します。体の凝りは大概、筋肉が縮こまっていることが問題となっているのです。それを広げていきましょう。

ほんの数回、回すだけで充分です。その時、「これでよし！」と感じる必要があるのは、他の方法と同じです。この感じがやってこないのなら、台風の回転の仕組みが、しっかりと楽しめるレベルまで理解できていないのかもしれません。

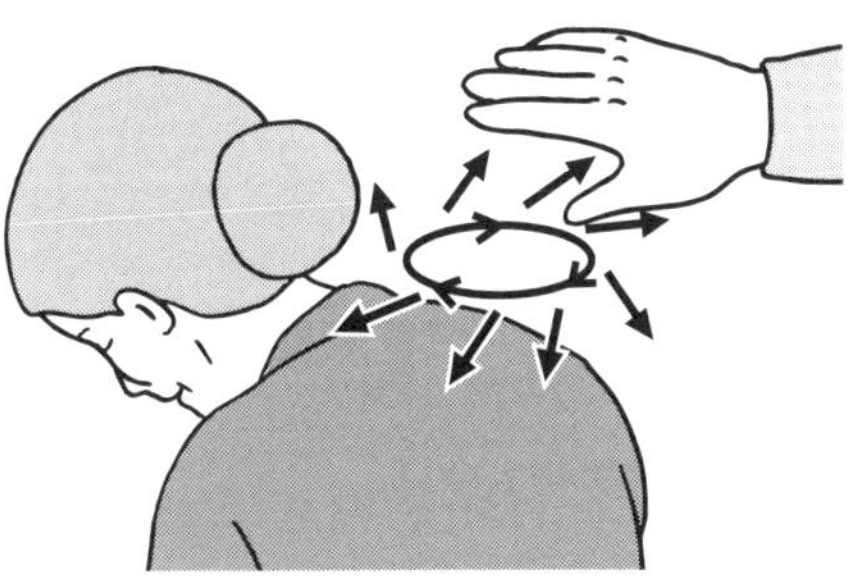

何かが集まって盛り上がっている部分を消失させるつもりで、高気圧の回転方向（上から見て右回転）に手を回すという魔法。

手の動きと台風の関係を難しく考えようとしている人は、子供の心を忘れていませんか。私たちの日常は、理屈よりもずっと高度な仕組みでできています。深く考えず、笑って試すことが大切です。基本的に魔法は、不機嫌な人には向きません。この不思議な能力の発芽をうながせば、気分の良くなることが身の回りに溢れてきます。

さて、相手の人に「少し楽になったのでは？」と聞いてみましょう。あなたが「これでよし！」と感じたのなら、必ず良い答えが得られると思います。

ここで一つ大切なことがあります。

あなたは、どんな人に楽になって欲しいですか？　魔法の効果を増すためのパートナーとして、特に最初のうちは、不機嫌な人を選んではいけません。そこで起きてくる現象も不機嫌が引き起こす現象になってしまうからです。一緒に楽しめそうな人を選ぶのが、ものごとの真実を知っている子供の心です。その生き方のコツは、未来を快適な夢多きものにするでしょう。

宇宙の秩序を使う

宇宙に浮かぶこの地球は、太陽や他の星々とうまくバランスを保って、私たちのような生命体を生存させたりしながら、数十億年も存続し続けてきました。これはまさに奇跡です。そう思うと、身の回りのありとあらゆるものがそこにあることが本当に不思議な奇跡的現象だと感じられます。

その途端、今までより、全てが何倍も価値があるものだったと気づけます。すると体の中のどこからか感謝の感情が湧き上がり、気分が良くなり体が元気になります。このように宇宙の秩序に価値を感じることは、私たちの生活の質を高めてくれます。そこで、これから先の魔法が生まれます。

◎近くでおもりを鉛直につり下げる

ひもの先におもりを縛ってつり下げると、ひもが地面に向かって鉛直になります。物体をつり下げた糸の方向は、そのまま重力の働いている方向です。

知識としては知っていても、この現象を改めて科学的に観察すると、とても不思議な現象のように感じます。このように感じた瞬間、神秘的な宇宙の秩序に畏敬の念を抱き、そこで当たり前のように生きている自分自身に大きな価値を感じます。すると魔法が輝きを増すのです。

そこで、治療具を一つ作ってみましょう。50㎝ほどの長さのひもに、おもりを縛り付けます。おもりの代わりに、懐中時計などを結びつけても構いません。

事前に、体を前後左右に曲げてみて、倒しにくい方向を調べておきましょう。

そして、目の前にそのおもりをつり下げてください。重力に引かれて、非常に正確に地球の中心を指し示しています。この厳格さは、これまでの「これでよし！」という感じを遙かに超えて、「こうなるしかない！」ことを示しています。

できるだけ体に近いところで、持つ腕に無理のないようにつり下げると良いでしょう。

絶対に正しい宇宙の理《ことわり》に触れると、私たちの体はバランスを取り戻します。

それでは、先ほど曲げにくかった方向への体の動きがしやすくなっていることを確認してください。

鉛直を示しただけで、私たちの体は「秩序」を取り戻します。そもそも私たちの体が、どのような奇跡によって形を維持しているのかは分かりません。体を形成しているバラバラの素材が自己修復を繰り返しながら、秩序を持って形を維持しています。そのためか、私たちは「秩序」が好きなのです。

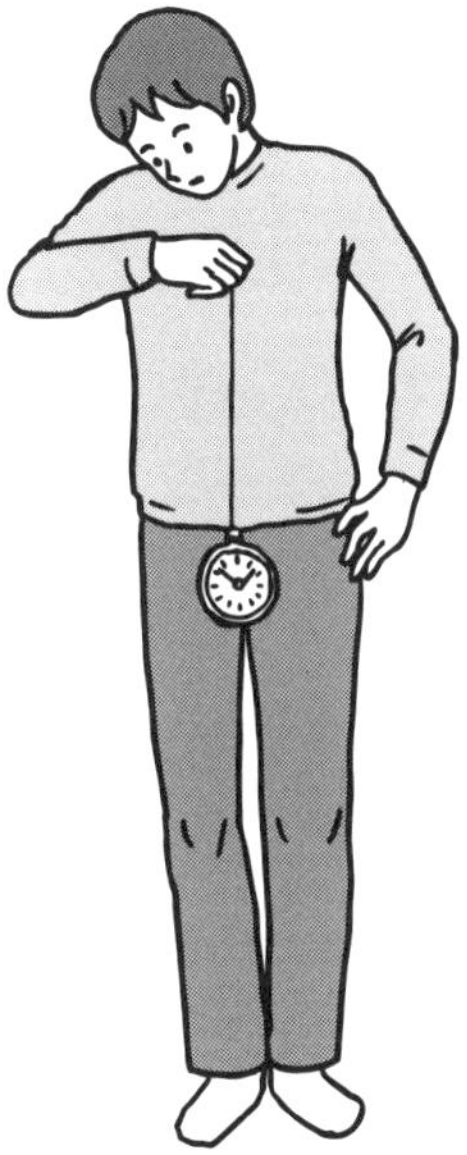

体の近くでおもりをつるし、鉛直という宇宙の理に触れる。すると、体は秩序を取り戻す！

◎コップの水で水平を示す

次は、身近にある「水平」を探してみましょう。

それはとても簡単に見つかります。コップに水を入れた時、コップを傾けても水面はいつでも水平を保とうとします。

この原理を使えば、真っ平らな畑や田んぼ、水平な家の土台も作れます。それほど、水面が水平になろうとする精度は高いのです。毎日のように目にしていた飲みものも、このように完璧な秩序を持っていると感じたことがあるでしょうか。

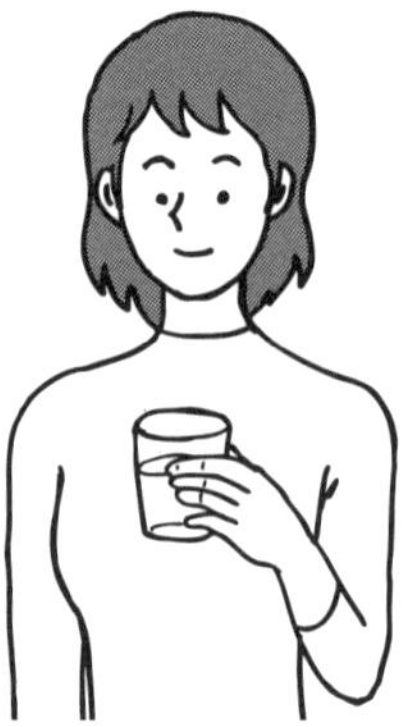

コップの水の水面に、水平という絶対的な秩序を見る。すると体も秩序を取り戻す！

それではまず、体を前後左右に曲げて、曲げにくい方向を探します。やりにくい方向は分かりましたか。

そして、コップに水を入れて持ちます。特に水面が見える必要はありません。地球上にいる私たちにとって絶対的な秩序が、そこにあることを知っていれば良いのです。コップの水が、価値ある水平になっていることを意識します。秩序を感じてください。

さて、先ほど曲げにくかった方向へ体を曲げてみましょう。曲げやすく変化したことでしょう。

◎正確な直角を見る

私は航海士時代、自分の船がいる位置や理想的な進路などを、毎日海図に書き込んでいました。その作業では、航海用のとても大きい三角定規を使っていました。三角定規は非常に正確に直角を作ってあります。

家を建てたり機械を作る時にも、まず直角を正しく出せることがとても大切です。この直角は基本でありながら、実際に現場で正確に出すことは難しいことをご存じでしょうか。

鉛直と水平の間をつなぐのも直角であり、この両者の関係を表す直角は、まさに「秩序」を示しています。

　それではまず、体を前後左右に曲げて、曲げにくい方向を探しておきます。

　そして、価値ある特別な角度なのだと感じながら、直角の部分に目をやります。

　さあ、先ほど曲げにくかった方向へ体を曲げてみてください。曲げやすく変化したのではないでしょうか。

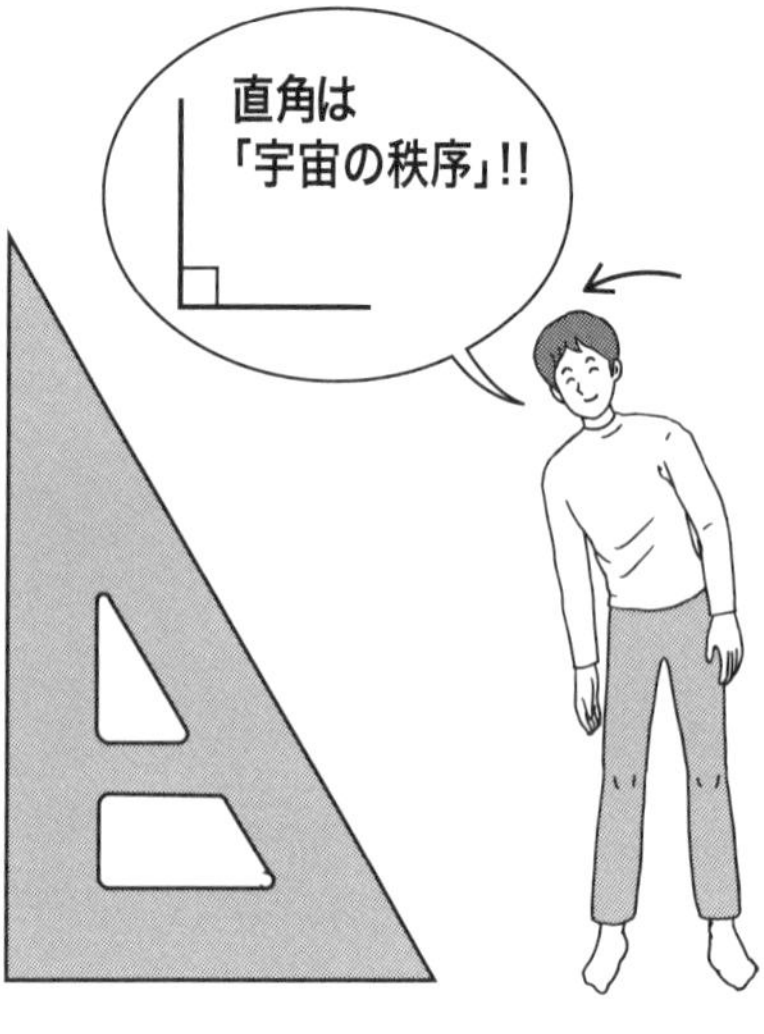

鉛直と水平をつなぐ「直角」は、まさに宇宙の秩序。直角を意識すると体が整い、スムーズに体が曲がるようになる！

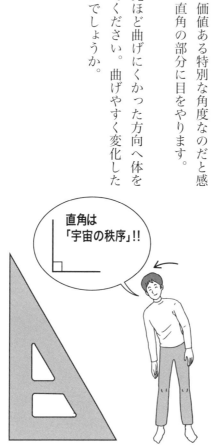

音楽を使う

◎「ソ、ファ」の音階を演奏する

「人類共通の価値」があるものなら何でも使えるのが、この「現象としての痛み」を消す魔法です。もちろん、音楽もそれにあたります。

現在は、「ドレミファソラシド」という音階になっていますが、微妙な違いによって何種類にも分類できます。私たちがよく使っているのは転調が自由にできる平均律音階です。12の音（ピアノの1オクターブには12個のキーがある）で1オクターブを構成する音階のうち、最初に登場したのは、紀元前45年にピタゴラスによって発見された音階です。

これによって初めて、弦の長さと音階の関係が完成されました。ギターのような弦楽器で、ちょうど弦の半分のところを押さえて音を鳴らすと、1オクターブ上の音がします。その中のいくつかのキーを選んで同時に鳴らすと和音になり、その選び方で、安定・不安定、安心・不安、明るい・暗いなど、ある程度人類共通の感じ方をする組み合わせがあります。メジャーとかマイナーと呼ばれる組み合わせもその種類の一つです。

その中で、トニック、ドミナント、サブドミナントという言葉をご存じでしょうか。この言葉は、単音を表す時と和音を表す時がありますが、ここでは単音の意味でお話しします。

例を挙げると、「ド」がトニック、「ソ」がドミナント、「ファ」がサブドミナントです。本書の方法ではこれしか使いません。このドミナントの「ソ」と、サブドミナントの「ファ」には次のような違いがあります。

今ではもう聞かなくなりましたが、昔はよく自転車に乗った豆腐屋さんがラッパを吹きながら町内を回っていました。あの時のラッパの音は「ファ、ソ」、つまりドミナントの「ソ」で終わっています。すると興奮し、不安定になるのです。

購買意欲をそそるためには「興奮」させることが大事です。買いたくなるように「浮かれる」感じを誘うのです。お客さんが少しだけ不安定になることで、重い腰を上げて豆腐を買いに外に出てくれるわけです。

また、幼稚園や小学校では「礼！」の時に、先生がオルガンで号令合図の音を弾くことがあります。この音は「ド、シ、ド」と聞こえる人が多いと思いますが、左手は「ド、ソ、ド」、つまりトニック、ドミナント、トニックとなっています。ちょうど「礼！」の動作タイミングの音になる「ソ」はドミナントなので、もしそのまま終わってしまうと、とても中途半端で苦しい状態が続くような気がしますね。

「ソ」と「ファ」を演奏する順番によって体が変化するのは当然と思えたら、どんな楽器でも良いので用意して、実験しましょう。

まず、相手の人の後ろから腰の辺りをそっと押して、どのくらいの力で押せば相

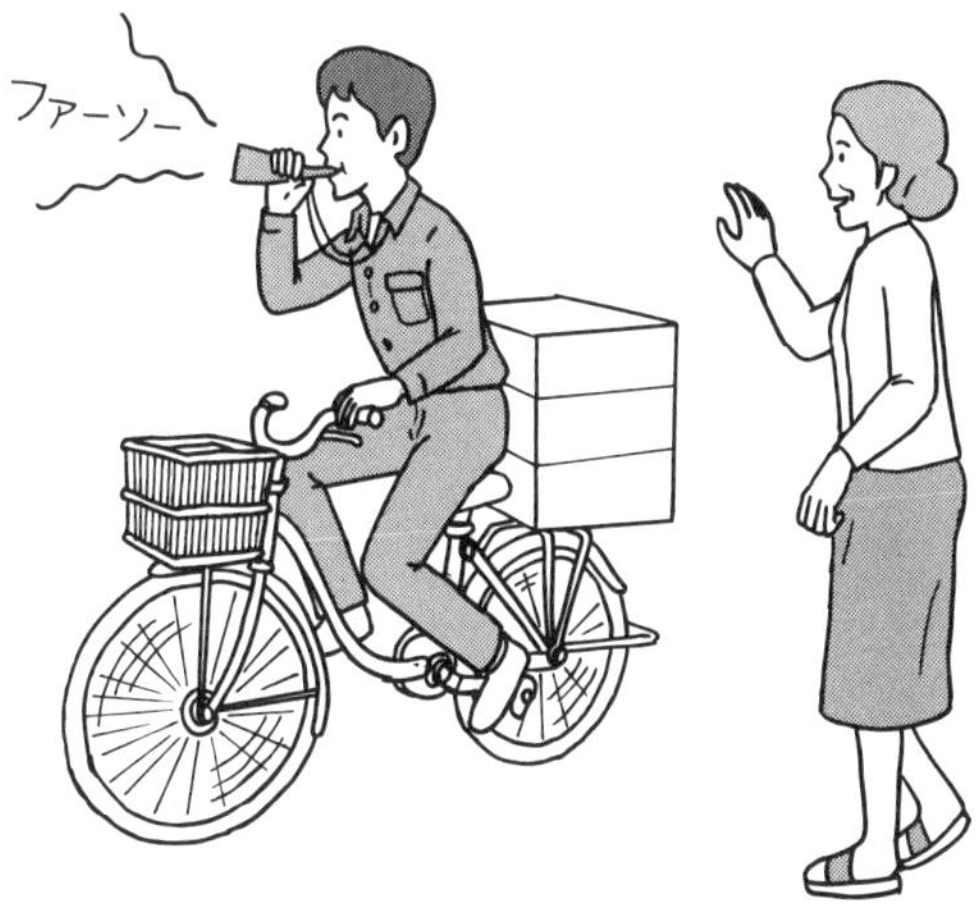

豆腐屋のラッパの音「ファ、ソ」は、ドミナントの「ソ」で終わるため、人を不安定にさせ、購買行動をうながす。

手が立っていられないかを確かめます。

そして、豆腐屋のラッパと同じように、楽器で「ファ、ソ」と演奏します。もう一度相手の人を押してみてください。さっきよりも簡単に体勢が崩れてしまったのではないでしょうか。

次に、楽器で「ソ、ファ」と演奏します。なぜか、ホッとするような着地感がありますね。

また相手の人を押してみてください。今度は安定していて、なかなか倒れないように感じると思います。

こんなことで、人が立った時の安定感が変わります。身の回りには、様々な音が溢れています。「現象としての痛み」が出る、出ないの境目にいる人なら、何気なく聞いた音の組み合わせによって、急に腰の痛みが消えてしまったり、反対に不調を感じたりするということが起きます。

このような音は、イメージするだけでも使えるようになります。来院したクライアントに「こんにちは」と言えば、何か返事あります。その声のキー（音の高さ）を感じ取って「ソ、ファ」の音をイメージするだけで、クライアントの症状が消えてしまうことをいつも体験しています。

◎楽器を持つだけ

楽器の練習を毎日毎日し続けている人は、楽器を手に持って構えただけで、「これでよし！」という力を充分に出せます。毎日球技に打ち込んでいる人なら、手に馴染んだボールを持った時にも「これでよし！」の力を発揮できます。このように、一つのことを長時間繰り返している人が持っている独特の自信は、「これでよし！」を強力にサポートします。

ただし、不機嫌に毎日続けている人は、この力を発揮できません。これは、自分の続けていることに価値を感じ、楽しみながら練習している人には「現象としての痛み」が起きないことを表しています。幸せを感じながら日々を生きている人には、検査で原因が見つからないのにもかかわらず痛みだけがあるという症状が起こりにくいのです。

ですから、簡単に手に取って演奏できる楽器を一つ練習することを私は提案しています。先生に習っても良いし、独学でも良いので、できるだけ単純な練習を数多く繰り返します。

その時、ド、レ、ミ、ファ、ソ、ラ、シ、ドという音を出す練習だけでも、この音階がどのようにして生まれたのか、音の決め方にはどのような原則があるのかと勉強するだけで、単調な練習の奥深さを感じられます。それが「これでよし！」という感覚を引き出します。

バイオリニストが近くでバイオリンを構えただけで、なぜか体の安定感が増す！

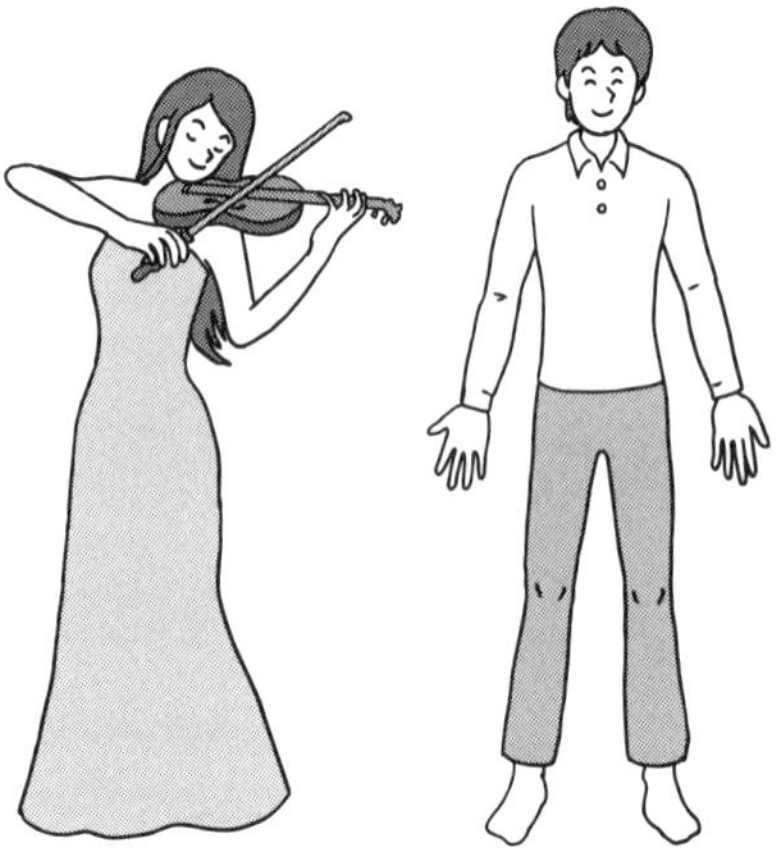

それでは、楽器の練習を続けてきた人は、次の方法を試してみましょう。

まず、相手の人に立ってもらい、後ろから腰の辺りを押して、安定感を確かめます。

そして、あなたはいつもの楽器を手に持って構えます。ピアノなら、座ってホームポジションに手を置きます。

それだけで、相手の人の立った時の安定感が増していると思います。

イメージと確信を使う

◎「静かで平和な感動体験」をイメージする

ここまでの様々な方法が使えるようになったら、「イメージによる魔法」が使えます。適切なイメージだけで相手の体調が良くなれば、これほど良いことはありません。

この方法は大概の魔法に必要な儀式の要素が全くない分、高度な方法だと思ってください。イメージしただけで「これでよし！」という感覚を得られなければなりません。

しかし、人によってはこの方法が一番やりやすいと感じることもあるようです。

実際に行う時のイメージとしては、「感動体験」を勧めています。自分が最も感動した時のイメージを浮かべると「これでよし！」を感じやすいのです。

ただし注意点として、競争で1等賞になった時のように「やった！」という興奮状態を伴う感動体験は、あまり適していません。


魔法に最適な感動体験とはどのようなものか、私の体験をお話ししましょう。

私が小学生だった頃、海のない松本市で泳ぐといったら川泳ぎでした。日本アルプスの雪解け水ですから、いつも冷たく、急流です。しかし、河原の所々に誰かが石をどけて小さな池のようになった水たまりがありました。その水は夏の太陽光線を浴びて温かく、体を浸して力を抜くと、自分の体と水の境目が意識できないような気持ち良さを感じます。自分という存在がどこにあるのか分からなくなるような、意識だけが遠くまで広がっていくような気がしたものです。

私の場合、その時の様子をイメージすると、「これでよし！」という静かな確信に似た気分がやってきます。すると、自分の体が整うのを感じ、同時に目の前のクライアントや、教室にいれば受講生の皆の体が一斉に整います。

誰でも「静かで平和な感動体験」はあると思います。満天の星が輝く山奥の露天風呂で、ゆったりと温泉に浸かった体験なども良いでしょう。そのようなイメージを思い浮かべてください。

それではまず、前後左右に体を曲げて、曲げにくいほうを確認しておきましょう。次に体を真っ直ぐに戻してから、大きく深呼吸をして、どのくらい新鮮な空気を吸い込めるか確かめてください。

そして、曲げにくいほうを意識しながら、感動体験を思い浮かべてください。「これ

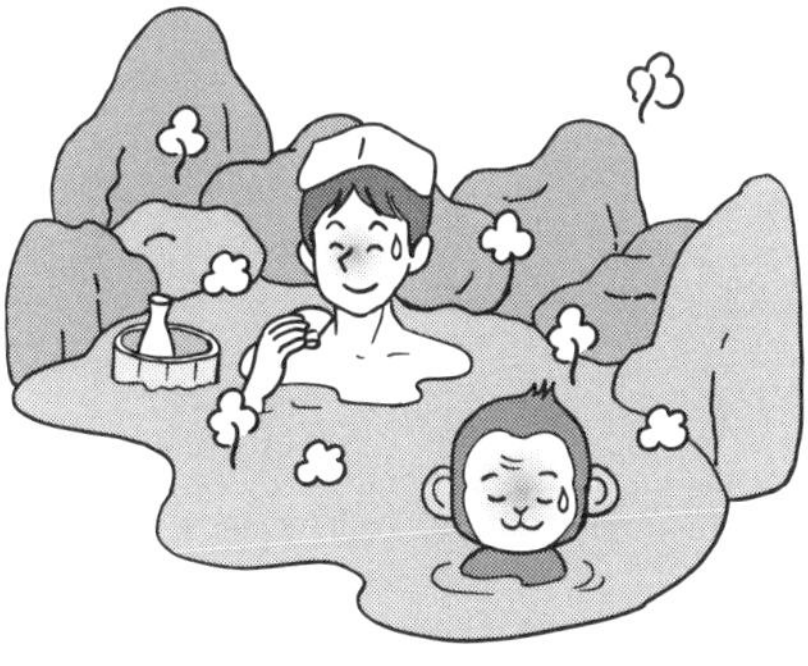

イメージによる魔法では、「興奮状態の感動体験」ではなく、「静かで平和な感動体験」のイメージが使える！

でよし！」と感じられたでしょうか。

さて、効果を確かめましょう。曲げにくい方向へ体を曲げてみましょう。「これでよし！」と感じたのなら確実に楽になっているはずです。さらに、大きく深呼吸すると、先ほどの何割増しかの新鮮な空気が肺に流れ込んでくるのを感じられるはずです。

◎自分のコンディションが相手に伝わる

ここまでで、楽しみながら魔法を使えた人は、すでに「現象としての痛み」を消すための素養を持っている人です。

「現象としての痛み」の原因は分かりませんが、自分で作り出している痛みなので、奥深い部分では痛みの消し方も知っているはずです。そのため、一瞬で消える場合があるのです。

「これでよし！」という感じがした時、あなたはスッキリ整っている感じがしているはずです。私はこの整った状態をコヒーレントの状態と言っています。

太陽光線などの全ての光はたくさんの振動を含み、それらがランダムに入り交じっていますが、もし単一の振動を綺麗に整えたら、大きな力を与えることができます。それを実現したのがレーザー光線です。材料を加工したりできるのはそのためです。

自分が整った状態で存在できていることを表すのが「これでよし！」という感覚です。その状態は周りの人たちにも伝わります。このことを「安心の波」が伝わるのだと説明したこともあります。自分が安心しきった状態を作り出せたら、周りの人は皆、その良い影響を受けて楽になるし、「現象としての痛み」は消えてなくなります。

この「これでよし！」の感覚をいつでもどこでも感じるために、「儀式」は有効です。力士やアスリートが独特の動作やポーズをするのも、ある意味「儀式」です。本書の方法は、「現象としての痛み」を消す「儀式」の役割も持っているのです。

◎人形にイメージを投影する

ここでいよいよ魔法が怪しさを増してきます。

手足の動く人形か、人や動物の形をしたぬいぐるみを用意してください。私はいつも、デッサン用の木製の人形か、15㎝ほどの空手家のぬいぐるみを使っています。その人形に特別な思い入れがなくても、人に見立てられるなら何でも良いようです。

体の状態を変えるために、その人形を使います。まさに人形の形をしたリモコンのようです。「あり得ない！」と感じる人も多いでしょう。しかし、これは理由の分からない魔法ですから、原理を考えようとしないでください。

まずは、自分自身に対して行ってみましょう。

最初に、自分の体が前後左右のどの方向に曲げにくいのか確かめます。

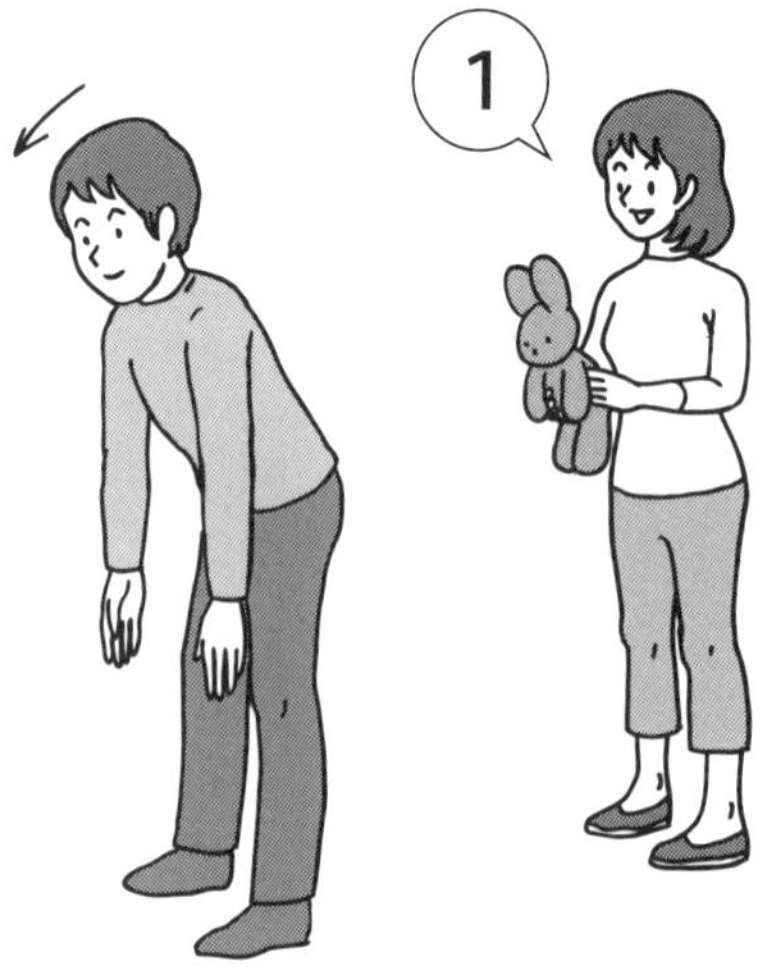

「これでよし！」という確信をもって人形に「1」～「6」の数字をイメージすると、その方向にスムーズに動かせるようになる（自分にも相手にも使える）。

そして人形に向かって、曲げやすくしたい方向に対応する「1」～「6」の数字（97頁参照）をイメージします。その時、「これでよし！」という確信を感じましょう。「決まった！」という感じにもよく似ています。

さて、自分の体の曲げやすさがどのように変わったのか確認しましょう。確かな効果を感じられたら、相手の人に対して同じように行っても有効だと感じるはずです。

◎「現象としての痛み」は微妙なシンクロの結果

本書の方法は、どれも本当に簡単なやり方にもかかわらず、一瞬で体が変化してしまうことが分かったと思います。

このように小さなことで体が影響を受けるのなら、「突然何かの条件が合ってしまい、具合が悪くなったらどうしよう」と心配になるかもしれません。

ご安心ください。それは大丈夫です。ただの偶然だけでは、「現象としての痛み」の微妙なシンクロは長い時間維持できないでしょう。

一方で、「現象としての痛み」が起きている条件を崩すことは簡単にできます。ですから本書で紹介するような魔法で急に腰の痛みや肩凝りが消えてしまうことがあります。しかも、その方法は絶対に体に悪影響はありません。

相手が、面白いことが好きな人なら、「君の肩凝りが消えるかもしれない」とか告げて、お気に入りの魔法を一つ試してみます。相手がもし、このような不可思議な方法が嫌いな人なら、「魔法を掛ける」ことを告げずに試してください。それでも「これでよし！」と感じたのならきっと効果があります。

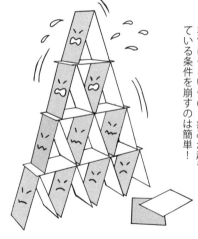

実は「現象としての痛み」は、非常にもろいもの。痛みが起きている条件を崩すのは簡単！

この理解不能の原理は、きっと考えても答えが得られないと思います。私たちは自分の体の代謝を繰り返して生きてきましたが、肉体の維持を意識的にし続けている人はいません。特に意識せずとも自律的に維持できている体の健康に、もっと感謝しながら生きていきたいものです。

全てを理解せずとも使える、素晴らしい能力をフルに引き出すことだけを考えれば、本書の魔法はなかなか良い方法なのではないでしょうか。

◎電話の相手の体を変化させる

そろそろ、魔法の習得も仕上げに近づいてきましたので、遠くにいる人の健康度を上げる方法に挑戦しましょう。電話の相手に腰痛などの「現象としての痛み」があった時、遠隔治療と呼ばれる奇跡を起こそうというわけです。

なかなか信じにくいことに挑戦しても、いつものように「これでよし！」と感じる必要があります。そのため、ここであえて「もっともらしい理由」をお伝えしましょう。

この場合は、電話で話している二人の関係性によって、相手の体調が良くなるという現象が共同創造されます。そこでまず必要なのは、自分の体調が良くなることです。

その良い変化が電話口の相手に伝われば、相手が元々持っている健康力が活発になるということです。

このように、真実かどうかを突き詰めるのではなく、自分と遠くにいる相手の健康度を一瞬で上げるという確信を持てるストーリーで、無理のない橋を架けるのです。

◎相手の体調は良くすることしかできない

本書の方法で、何度か身近な人の体調を良くできるようになると、「もしかして体調を崩すこともできるのではないか」と思うかもしれません。

しかし、この方法では、自分と相手で魔

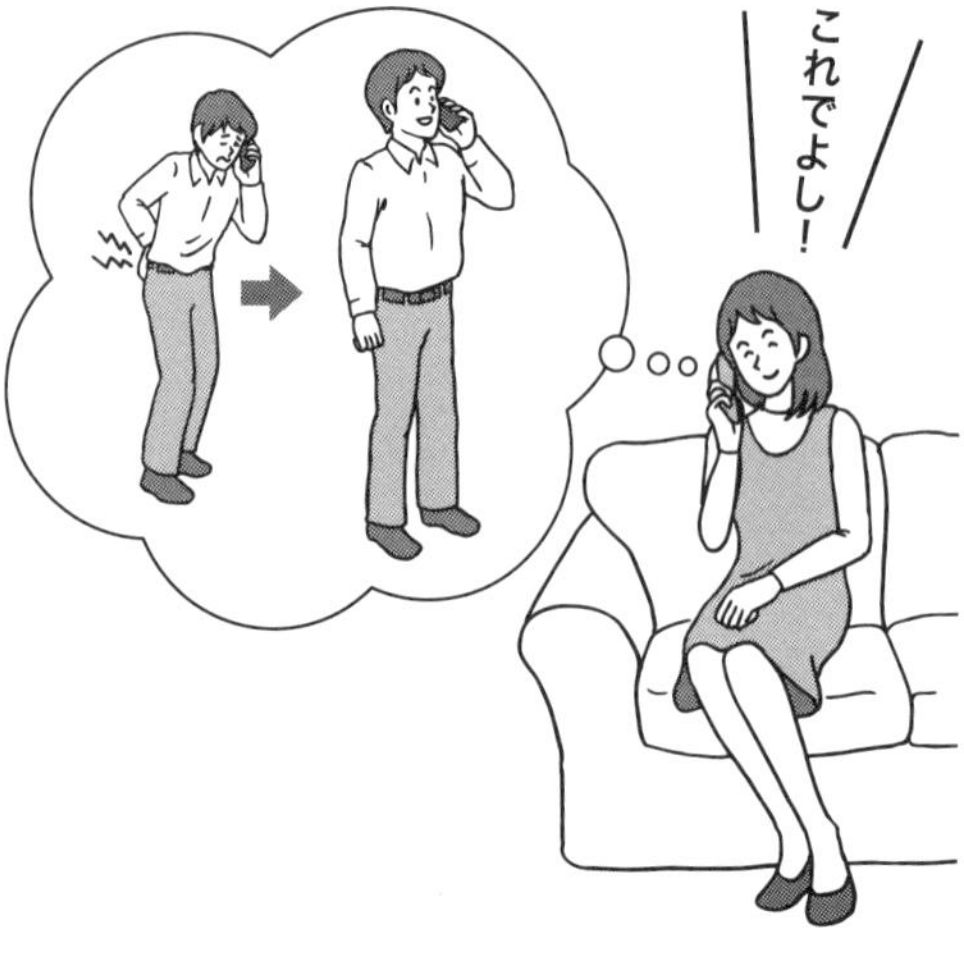

自分の体調が良くなり、それが電話相手に伝われば、「遠隔治療」も実現可能。

法が起きる状況を共同創造しています。「これでよし！」ではなく「これではダメだ」と感じたなら、そもそもこの魔法の力を使えませんし、自分の健康に害を及ぼしかねません。自分が辛くなって、相手の人も良くならないのなら全く無意味です。

魔法が効果を上げると、つい自分が相手をコントロールしているような気になるかもしれませんが、それは違います。あなたが「これではダメだ」という状態になれば、相手は立ち去る自由があります。相手とあなたに共に良いことが起きるなら、相手は状況を共有することを選ぶでしょう。人間関係とは、そのようにできているのかもしれません。

◎子供の時に誰もが持っていた力

理由のない魔法を数多く練習してきましたが、効果をすぐに実感できた方法と、なかなか感じられなかった方法があったと思います。

人生で経験してきたことは人によって様々ですから、一人一人の顔が違うのと同じくらい、信じていることが違うのは当たり前です。そのため、思い込み、信念、常識と、魔法が衝突を起こすこともあります。簡単に受け入れることができないのです。

なかなか効果を出せなかった方法があっても、あまり気にせず、気に入ったものだけ実践すれば大丈夫です。忘れかけていた子供の持っている能力を、改めて手にできるでしょう。理屈のないものを、そのまま丸ごと受け入れるということです。

そうすると、仕事でも家庭でも求められる「順応性」が高まります。これこそが「若さ」や「素直さ」の正体です。人の言うことを黙って聞ける「聞き上手」になれたという意味でもあります。何をしていても抵抗が少ないので、習得が速くなります。そのうえ楽天的になり、忍耐力も増すでしょう。つまり「全体的に健康になる」のです。

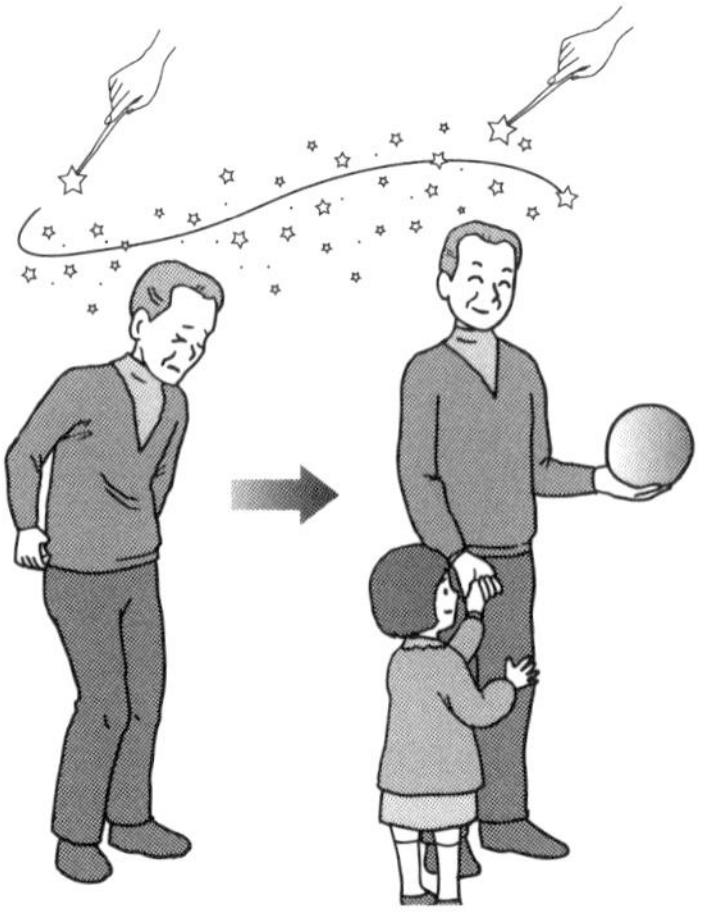

人生経験を重ねる中で得た常識・思い込み・信念を一旦手放し、「丸ごと受け入れる」ことが大切！

施術の際、相手が楽になった分、自分がエネルギーを失うと信じている人が多いと思いますが、本書の方法は正反対です。施術する側が幸せで元気いっぱいでなければ、相手を快適にはできません。お互いが良くなるWin-Winの関係こそ、本物の共同創造といえましょう。三軸修正法の魔法は、そのような理想の人間関係を可能にします。

本書の方法はどれも、相手の体に強く力を入れることはありません。それどころか、触れることすらほとんどしません。つまり絶対に安全なのです。

この魔法を活用できる職業はたくさんあります。接客の仕事で使うと、お客様が来店してから帰る時までに体の痛みがなくなっています。「健康度がアップする美容室」や「気分が良くなるスーパーマーケット」なども可能になるのです。お客様に触れることのない治療家にもなれるのです。

どうぞ甦ってきた能力を存分に発揮してください。読者の皆様が、家族や周りの人の体の痛みを消すことによって、人間関係はさらに良くなるはずです。その輪が大きく広がることで、世の中全体に機嫌の良い人が溢れ、皆が魔法を楽しむワンダーランドになることを願っております。

◎おわりに

私は青春時代の約10年間、航海士として船に乗り、世界の海を巡っていました。まだGPSなどない時代でしたので、船の現在位置を知る方法としては、天体観測に頼っていました。

夜毎に仰ぎ見る星空は美しく、様々なロマンチックな空想をかき立ててくれました。満天を彩る星々が何万光年という遠い昔に発した光が、今、私の目に入ってくるという不思議な事実に思いを馳せたものでした。

雲が湧き、風が吹き、波が立ち、刻々と変化する大海原で過ごしていると、安寧秩序のゆき届いた陸上生活では眠っていた原始的な能力が芽生えてくることを実感します。例えば、何かを見たり聞いたりする前に、その気配を察知するといったような奥深いセンスです。

そのような経験を根底に持った私は、航海士を辞めてから、金属の熱処理等の職人たちとお付き合いしながら、約10種ほどの零細な事業を起こし、それぞれに効率の良い成果を上げてきました。

ちょうどその頃、小学校4年生だった長男が、左半身の感覚麻痺と成長不全という奇病から、余命半年という診断を受けたのです。様々な医療のお世話になり、幸い命はとりとめたものの、思うように回復が見られませんでした。

そしてある時、「父親のあなたが何とかしなさい」という東大病院のS先生の一言で大事なことを気づかされたのです。既存の身体観にとらわれず、「体というモノ」を自然空間内の存在として、刻々と変化する周囲と交流し連関しながら変化を続けるもの、空間内の出来事（事象）にすぎないと思える、大きなきっかけになりました。

それからは、体の変化を人の都合ではなく自然現象の「なりゆき」と考え、自然に融合する方法を求めてきました。そのほんの一部をこの本に記しました。

どういう巡り合わせか、本書の執筆を始めた矢先、不覚にも交通事故に遭い、約一か月の入院を余儀なくされました。ところが、幸いにもこの本に記したことを身をもって実践するチャンスに恵まれたのです。その結果、周囲の人々が驚くほどの速さで回復できました。

　この有効性を一日も早く本にまとめたいと思い、三軸修正法を一緒に研究している長男に代筆を依頼しました。長男もはじめの頃は、私の言うことを怪しいと考え、なかなか認めませんでした。しかし、この方法の絶大な効果を実感した今は、体のアライメントを直す施術に活用しています。


「頭で理解できないことは認められない」というスタンスは、常識に基づいた世界では当たり前です。本書は、常識の世界にいる人々と感覚を重視する私の間に立っている長男が代筆していますので、一般の人でも受け入れやすくなっているでしょう。

　思ったことを言葉にした途端、その意味合いがずれていくことは否めませんが、本書に書かれたことが皆様のお役に立てたなら幸甚です。

　最後まで読んでくださった読者の皆様と、長年にわたってご協力くださったアシュラム・ノヴァにご縁のあった皆様に深く感謝申し上げます。

「三軸修正法」創案者　　池上六朗

著者◎池上六朗　Rokuro Ikegami

「三軸修正法」創案者。1936（昭和11）年、長野県松本市生まれ。富山商船高等学校専攻科（航海科）、中部柔整専門学院、姿勢保健均整専門学校卒業。著書に『自然法則がカラダを変える! 三軸修正法』『三軸修正法の原理（上・下）』（共にBABジャパン）、『身体の言い分』（内田樹・共著、毎日新聞社）など。

◎池上研究所ホームページ
http://www.sanjiku.org

◎三軸修正法ホームページ
http://www.sanjiku.com　（三軸修正法を学ぶ）

執筆協力●池上悟朗
本文イラスト●月山きらら
装丁デザイン＆イラスト●梅村昇史

理屈を超えて機能する！ 三軸修正法の極み
まるで魔法!? 一瞬で体が整う！

2016年10月10日　初版第1刷発行
2019年 8 月15日　初版第5刷発行

著　者　　池上六朗
発行者　　東口敏郎
発行所　　株式会社BABジャパン
〒151-0073 東京都渋谷区笹塚1-30-11 中村ビル
TEL　03-3469-0135　　FAX　03-3469-0162
URL　http://www.bab.co.jp/
E-mail　shop@bab.co.jp
郵便振替 00140-7-116767
印刷・製本　　中央精版印刷株式会社

ISBN978-4-8142-0006-1 C2077

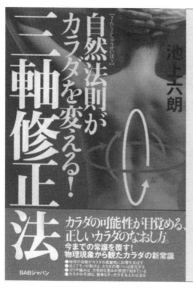

BOOK & DVD Collection

三軸修正法の原理 上巻

カラダの常識を変える 20 のレクチャー

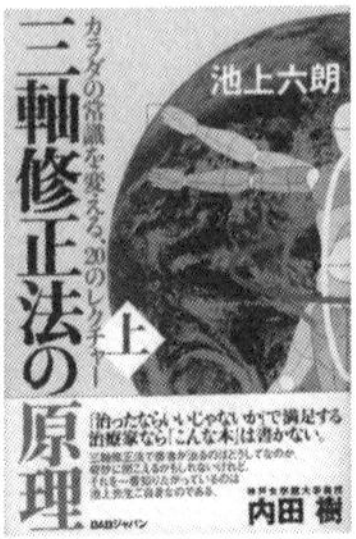

「三軸自在の会」主宰・池上六朗氏の名著、ついに復刊。航海士として物理学・数学・天文学を実践してきた著者が、その見識をカラダに向けたレクチャー集。さまざまな科学法則を参照し、カラダにとっての真の「自然」を次々と導き出していきます。単なるカラダの「治し方」の説明にとどまらない、カラダそのものの見方を変えるこの航海。自然との調和、ココロとカラダの調和が、「三軸自在」によって果たされる!

■目次：コンセプト／ポジション／三軸自在／引き合う力／エントロピー／粒子／重力／カラダの構造／コリオリカ／方位と曲げやすさ

●池上六朗 著　●四六判　●332頁
●本体1,900円+税

DVD　三軸修正法セミナー

身体は確実に変化する

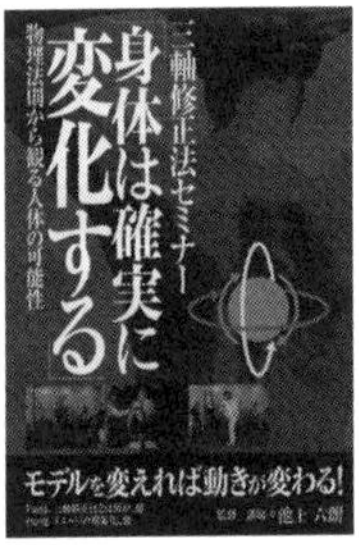

様々な事例を通して三軸修正法の実際を紹介。 身体の安定や柔軟性、動きの滑らかさ、そして個と個の関係性など。 人体をごく小さな粒子の充積体として捉え全ての状況を必要最小限の物理法則で解釈。 単純な動きと意識の違いで、身体は確実に変化する!!
講師◎池上六朗

■内容：第1部（三軸修正法とは何か、三軸の実際、微粒子に働きかける、自転の影響、向きを考える、コリオリの力、空間での影響、感じる大切さ、他）／第2部（三軸の実際、発想を柔軟にする、振動と整列、イメージの現象化、投げとプレセッション、ベクトルとは、三軸の体感、他）

●収録時間102分　●本体9,524円+税

DVD 『三軸修正法の原理』特別セミナー

カラダはもっと自由になる

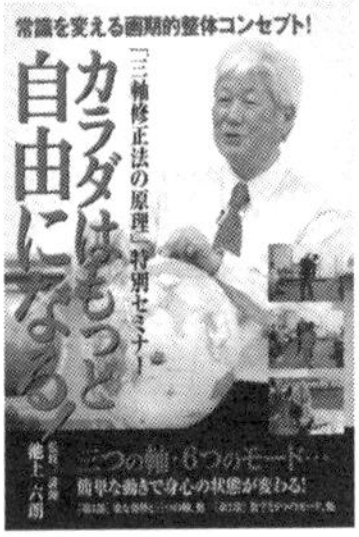

簡単な動きで身心の状態が変わる！ 物理法則と簡単な動きで、身心を整えていく画期的な整体コンセプト「三軸修正法」。 本巻はその基本と実践例を豊富なボディワークを通して詳しく講習していきます。 講師◎池上六朗

■収録内容：◎ Part1（74 分）…自然界との関わりと変化の予測・楽な姿勢と三つの軸・三つの軸を回転させる・状態は相手に伝わる・同じ状態は一秒も続かない・コヒーレンスと状態の変化・イメージでも状態は変わる・その他

◎ Part2（59 分）…三つの軸の原理と働き・プレセッションという現象・数字と 6 つのモード・様々な部位への対応・地球の自転と人間の変化・その他

●本体9,000円+税